Viskoelastika – Eine Übersicht

**Springer**
*Berlin
Heidelberg
New York
Barcelona
Budapest
Hongkong
London
Mailand
Paris
Singapur
Tokio*

B. Dick · O. Schwenn

# Viskoelastika – Eine Übersicht

Physikochemische Eigenschaften
und ihre Bedeutung für die Ophthalmochirurgie

Mit 141 Abbildungen,
teilweise in Farbe

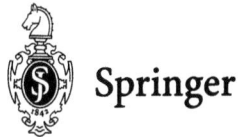

Dr. med. Burkhard Dick
Dr. med. Oliver Schwenn

Augenklinik der Johannes-Gutenberg-Universität Mainz
Langenbeckstraße 1, D-55131 Mainz

Die Deutsche Bibliothek - CIP-Einheitsaufnahme
Dick, Burkhard; Schwenn, Oliver: Viskoelastika: Eine Übersicht; physikochemische Eigenschaften und ihre praktische Bedeutung für die Ophthalmochirurgie / Burkhard Dick; Oliver Schwenn. - Berlin; Heidelberg; New York; Barcelona; Budapest; Hongkong; London; Mailand; Paris; Singapur; Tokio: Springer, 1998
   ISBN-13: 978-3-642-72287-5    e-ISBN-13: 978-3-642-72286-8
   DOI: 10.1007/ 978-3-642-72286-8

Dieses Werk ist urheberrechtlich geschützt. Die dadurch begründeten Rechte, insbesondere die der Übersetzung, des Nachdrucks, des Vortrags, der Entnahme von Abbildungen und Tabellen, der Funksendung, der Mikroverfilmung oder der Vervielfältigung auf anderen Wegen und der Speicherung in Datenverarbeitungsanlagen, bleiben, auch bei nur auszugsweiser Verwertung, vorbehalten. Eine Vervielfältigung dieses Werkes oder von Teilen dieses Werkes ist auch im Einzelfall nur in den Grenzen der gesetzlichen Bestimmungen des Urheberrechtsgesetzes der Bundesrepublik Deutschland vom 9. September 1965 in der jeweils geltenden Fassung zulässig. Sie ist grundsätzlich vergütungspflichtig. Zuwiderhandlungen unterliegen den Strafbestimmungen des Urheberrechtsgesetzes.

© Springer-Verlag Berlin Heidelberg 1998
**Softcover reprint of the hardcover 1st edition 1998**

Die Wiedergabe von Gebrauchsnamen, Handelsnamen, Warenbezeichnungen usw. in diesem Werk berechtigt auch ohne besondere Kennzeichnung nicht zu der Annahme, daß solche Namen im Sinne der Warenzeichen- und Markenschutz-Gesetzgebung als frei zu betrachten wären und daher von jedermann benutzt werden dürften.

Produkthaftung: Für Angaben über Dosierungsanweisungen und Applikationsformen kann vom Verlag keine Gewähr übernommen werden. Derartige Angaben müssen vom jeweiligen Anwender im Einzelfall anhand anderer Literaturstellen auf ihre Richtigkeit überprüft werden.

Umschlaggestaltung: Design & Production GmbH, Heidelberg
Satz: K+V Fotosatz GmbH, Beerfelden

SPIN 10694542    18/3137-5 4 3 2 1 0 - Gedruckt auf säurefreiem Papier

# Vorwort

Viskoelastika werden heute bei nahezu jeder Kataraktoperation und vielen weiteren ophthalmochirurgischen Eingriffen eingesetzt. Viskoelastika sind in vielen Bereichen und Operationsschritten kaum noch wegzudenken. Wir werden heute in zunehmendem Ausmaß mit neuen viskoelastischen Produkten und entsprechenden operativen Techniken konfrontiert. Nicht zuletzt durch jüngste Forschungsergebnisse liegt eine Vielzahl an Fakten vor, deren Einordnung in die klinische Tätigkeit nicht immer einfach ist. Ein qualifizierter Umgang mit Viskoelastika ist jedoch ohne fundiertes Basiswissen ebensowenig möglich wie klinisch relevante Forschung ohne Praxisbezug. Das vorliegende Buch enstand daher mit dem vorrangigen Ziel, einen Überblick über Aspekte des Einsatzes von Viskoelastika zu geben und sowohl aktuelles Grundlagenwissen als auch klinisch praktische Informationen und Erfahrungen zu vermitteln. Besonders im Vordergrund stehen sollte die Synthese von aktuellen Grundlagen und Vergleichsstudien mit möglichst leicht verständlich aufgearbeiteten, praxisrelevanten Informationen. Wichtige Impulse entstanden hierbei aus der interdisziplinären Zusammenarbeit und Forschung mit dem Max-Plank-Institut für Polymerforschung, Abteilung Rheologie, in Mainz. Das Werk wendet sich an beginnende wie auch erfahrene Ophthalmochirurgen.

Mainz, August 1998
*Burkhard Dick*
*Oliver Schwenn*

# Geleitwort

Wohl kaum ein Ophthalmochirurg möchte heutzutage noch vollkommen auf die Verwendung von Viskoelastika verzichten. Innerhalb weniger Jahre hat diese Gruppe von Substanzen die Ophthalmochirurgie bereichert, nicht nur einfacher und sicherer gemacht, sondern auch neue Techniken überhaupt erst ermöglicht. Vor allem die Kataraktchirurgie hat von dieser Entwicklung profitiert: eine zuverlässige und gefahrlose Implantation der Kunstlinse in den Kapselsack ruft nach den Viskoelastika, Faltlinsenimplantationen wären ohne diese praktisch unmöglich. Doch auch andere chirurgische Manöver, die Aufrechterhaltung der Vorderkammer unter schwierigen Situationen, schonende Gewebsmanipulation und Endothelschutz sind durch diese Substanzen möglich. Die schonende Behandlung des Transplantates bei der Keratoplastik wird erleichtert und schließlich werden auch im Rahmen der Glaukomchirurgie, sei es bei der Trabekulektomie oder der Viskokanalostomie, mögliche Vorteile des Viskoelastikumeinsatzes untersucht. Doch welche Substanz ist für welchen Zweck am besten geeignet? Ebenso wie eine grundlegende Pharmakologie notwendig ist zum rationalen Einsatz von Pharmaka, so sind Kenntnisse von physikochemischen Eigenschaften und objektive vergleichende Untersuchungen Voraussetzung für die sinnhafte Auswahl von Präparaten aus der großen Anzahl der zur Verfügung stehenden Palette von Substanzen.

Burkhard Dick und Oliver Schwenn, Oberärzte der Mainzer Universitäts-Augenklinik, haben diese Aufgabe in Angriff genommen: Eine Ordnung von Grundlagen und Substanzen und eine aktuelle, zeitgemäße Darstellung der Techniken zu ihrer Verwendung wurden erstellt. Entstanden ist daraus ein Buch, das zur Meßlatte und Referenz werden wird für jegliche Einordnung von schon jetzt oder in der Zukunft zur Verfügung stehenden Viskoelastika. Es ist angefüllt sowohl mit einer klaren Darstellung der Grundlagen, als auch mit praktischer klinischer Information und Anregung. Es wird ohne Zweifel viele dankbare Benutzer finden.

*Prof. Dr. med. Norbert Pfeiffer*
Direktor der Universitäts-Augenklinik Mainz

# Danksagung

Unser besonderer Dank gilt Herrn Prof. Dr. Tadeusz Pakula sowie Herrn Thomas Hirschmann, Max-Planck-Institut für Polymerforschung, Abteilung Rheologie, in Mainz, für ihre konstruktiven Hinweise, ausdauernde und interessierte Diskussionsbereitschaft und tatkräftige Unterstützung bei den aufwendigen Untersuchungen und Berechnungen der Viskoelastika.

Für die Unterstützung möchten wir unserem verehrten akademischen Lehrer, Herrn Professor Dr. med. Norbert Pfeiffer, ärztlicher Direktor der Universitäts-Augenklinik Mainz, herzlich danken. Meinen ophtalmochirurgischen Lehrern, Herrn Prof. Dr. med. Dr. h. c. Franz Grehn, ärztlicher Direktor der Universitäts-Augenklinik Würzburg, und Herrn Dr. med. Bernd Weber, Chefarzt der Augenklinik des Bürgerhospitals Frankfurt, danke ich, Dr. med. O. Schwenn.

Frau Marlene Maser-Wahle und Frau Martina Pfeifer, Augenklinik Mainz, gilt unser Dank für die Unterstützung bei der Anfertigung eines Teils der Zeichnungen sowie bei der Bearbeitung des Manuskripts. Herrn Fotomeister Axel Welsch, Augenklinik Mainz, danken wir für die ansprechenden Fotografien und Fotoabzüge.

Allen beteiligten Firmen danken wir für die überwiegend kostenlose Stellung ausreichender Mengen von ihren viskoelastischen Produkten für die Untersuchungen.

Der Firma Pharmacia & Upjohn sowie Alcon Pharma danken wir für die Überlassung einiger illustrativer Abbildungen.

Wir danken dem Springer-Verlag, insbesondere Frau Heidi Rück und Teresa Windelen, für die hervorragende Zusammenarbeit und die rasche und gründliche Verwirklichung des Projekts.

Meiner langjährigen Lebensgefährtin Dr. jur. Astrid Meckel, Richterin am Landgericht, danke ich, Dr. med. B. Dick, für die sehr konstruktiven Anregungen im Kapitel „Medizinprodukt oder Arzneimittel" sowie für ihre Geduld und Rücksichtnahme während der Zeit der Erstellung dieses Buchs. Weiterhin danke ich meinem ophthalmochirurgischen Lehrer Herrn Dr. med. Oliver Schwenn, leitender Oberarzt.

*Burkard Dick*
*Oliver Schwenn*

# Inhaltsverzeichnis

| 1 | **Überblick** | 1 |
|---|---|---|
| | Einleitung | 1 |
| | Historische Entwicklung | 2 |
| | Aktuelle Diversifikation der Viskoelastika | 3 |
| | Analyse der derzeitigen Anwendungsgewohnheiten | 5 |
| **2** | **Grundlagen** | 9 |
| | Physikochemische Eigenschaften von Viskoelastika | 9 |
| | • Fließeigenschaften | 10 |
| | • Viskosität | 12 |
| | • Einfluß der Scherrate auf die Viskosität | 13 |
| | • Elastizität | 14 |
| | • Viskoelastizität | 14 |
| | • Pseudoplastizität | 16 |
| | • Benetzungsfähigkeit | 18 |
| | • Rigidität | 19 |
| | • Kohäsion | 19 |
| | Optische Eigenschaften der Viskoelastika | 19 |
| | Chemische Eigenschaften der Viskoelastika, Biokompatibilität und Sicherheitsanforderungen | 20 |
| | • pH-Wert | 21 |
| | • Kolloidosmotischer Druck | 21 |
| | • Osmolalität | 22 |
| | • Strukturformeln und chemischer Aufbau | 23 |
| | • Komplikationen durch Viskoelastika | 26 |
| | • Der Eulenaffenaugentest | 28 |
| | • International Standards Organisation | 29 |
| **3** | **Substanzen für Viskoelastika** | 31 |
| | Hyaluronat | 31 |
| | Hydroxypropylmethylcellulose | 35 |
| | Chondroitinsulfat | 37 |

|  | Polyacrylamid | 38 |
|---|---|---|
|  | Kollagen | 38 |
|  | Cellugel® | 39 |

## 4 Produktspezifikationen ... 41

Angaben der Hersteller zu ihren Viskoelastika ... 41
Eigene vergleichende Untersuchungen ... 43
- Nullscherviskosität ... 48
- Pseudoplastizität ... 49
- Relaxationszeit ... 51
- Schnittpunkt G'/G'' (Elastizitätsmodul/Viskositätsmodul) ... 54
- pH-Wert ... 55

## 5 Allgemeine Einsatzmöglichkeiten von Viskoelastika ... 59

Aufrechterhaltung der vorderen Augenkammer ... 60
- Injektionstechnik bei stehender Vorderkammer ... 61
- Injektionstechnik bei aufgehobener Vorderkammer ... 61

Gewebsmanipulation ... 62
- Viskomydriasis ... 62
- Erleichterung der Linsenimplantation ... 63

Benetzung ... 63
Schutz des Hornhautendothels ... 64
Hämostase ... 69
Beherrschung von Komplikationen ... 69

## 6 Komplikationen durch Anwendung der Viskoelastika ... 73

Therapie des Augeninnendruckanstiegs nach Phakoemulsifikation ... 76

## 7 Spezielle Einsatzmöglichkeiten von Viskoelastika ... 79

Kataraktchirurgie ... 79
- Routine ... 79
- Komplikationen und schwierige Ausgangssituationen ... 83
- „Soft-shell"-Technik ... 85
- „Best of both worlds"-Technik ... 87

Implantation faltbarer Intraokularlinsen ... 89
Perforierende Keratoplastik ... 93
Glaukomchirurgie ... 94
Traumachirurgie ... 99
Hinterabschnittschirurgie ... 99
Revisionsoperationen an äußeren Augenmuskeln ... 99
Tränendysfunktion (Benetzungsmittel) ... 99

| | | |
|---|---|---|
| **8** | **Absaugung des Viskoelastikums** | 101 |
| | Die „Rock and Roll"-Technik | 105 |
| | Viskoelastikumretention | 107 |
| **9** | **Aseptische Herstellung versus terminale Sterilisation** | 109 |
| **10** | **Viskoelastika: Medizinprodukt oder Arzneimittel?** | 113 |
| **11** | **Zusammenfassung** | 115 |

**Anhang** ............................................................. 117
    Produktübersicht ............................................... 119
        • Hyaluronsäure-Produkte .............................. 120
        • HPMC-Produkte ......................................... 126
    Produktbezogene Meßergebnisse eigener Untersuchungen ..... 129
        • Hyaluronsäurehaltige Viskoelastika ................ 129
        • Viskoelastika aus Hydroxypropylmethylcellulose ... 138

**Literaturverzeichnis** ............................................... 143

**Sachverzeichnis** ................................................... 157

Unseren Patienten gewidmet

# KAPITEL 1

# Überblick

## Einleitung

Die Entwicklung mikrochirurgischer Operationstechniken und die Perfektionierung der Implantation intraokularer Linsen (IOL) führte zu einer breiten Akzeptanz der Kataraktoperation. Die Anzahl der Kataraktoperationen steigt seit Einführung der IOL-Implantation weltweit unvermindert an. Im Jahre 1997 wurden alleine in Deutschland etwa 420 000 Kataraktoperationen vorgenommen. Damit ist die Kataraktoperation der häufigste chirurgische Eingriff.

Eine der wichtigsten Bedingungen für eine Kataraktoperation mit IOL-Implantation ist eine tiefe vordere Augenkammer. Diese Bedingung ist essentiell für mikrochirurgische Manipulationen in dem räumlich beengten vorderen Augenabschnitt und damit letztendlich zum Schutz des für die Transparenz der Kornea verantwortlichen Hornhautendothels. Dieser einschichtige Endothelzellverband ist bekanntlich nicht in der Lage zu regenerieren und geht in unterschiedlichem Ausmaß bei dem chirurgischen Eingriff verloren. Nach der chirurgischen Eröffnung des Auges flacht die Vorderkammer normalerweise ab und ist nach kurzer Zeit völlig aufgehoben. Außer dem Abfließen des Kammerwassers ist ein zweiter Mechanismus für die Aufhebung der Vorderkammer verantwortlich: Reziprok zum Augeninnendruckabfall auf Null nach Eröffnung des Auges steigt der okuläre Perfusionsdruck an, und die Aderhautdurchblutung nimmt erheblich zu. In der Folge kommt es zu einer massiven Verdickung der Aderhaut, die sekundär den Glaskörper und das Iris-Linsen-Diaphragma nach vorne drängt – mit dem Resultat einer flachen Vorderkammer.

Man kann die Erhaltung einer tiefen Vorderkammer als die *conditio sine qua non* für eine erfolgreiche intraokulare Chirurgie am vorderen Augenabschnitt bezeichnen. Der Schaffung dieser Voraussetzung dienen unterschiedliche prä- und intraoperative Hilfsmittel und Maßnahmen: Okulopression, Zusatz von Adrenalin und Hyaluronidase zur Retrobulbäranästhesie, Hyperventilation und Blutdrucksenkung bei Narkose, Operation im geschlossenen System, wie es die Phakoemulsifikation (Linsenkernverflüssigung mit Ultraschall) ermöglicht, oder die intravenöse Infusion hyperosmolarer Substanzen (Vörösmarthy, 1967; Kelman, 1967).

Ein ganz entscheidender Fortschritt wurde durch die Einführung viskoelastischer Substanzen (Synonym: Viskoelastika) in die Chirurgie des vorderen Augenabschnitts erzielt (Balazs, 1983; Balazs, 1984; Balazs, 1986).

Die durch Viskoelastika ermöglichte effektive Vertiefung der Vorderkammer und der wirksame Schutz des vulnerablen Hornhautendothels vor mechanisch-chirurgischen Traumata haben den Verlauf und die Ergebnisse intraokularer Eingriffe am vorderen Augenabschnitt entscheidend verbessert und damit wesentlich zu dem eingangs genannten Erfolg der Kataraktchirurgie mit Kunstlinsenimplantation beigetragen (Glasser et al., 1986; Glasser et al., 1989; Glasser et al., 1991; Holmberg & Philipson, 1984 a und 1984 b; Kerr Muir et al., 1987; MacRae et al., 1983; Polack, 1986; Soll et al., 1980).

## Historische Entwicklung

Diverse Polymere und viskose Substanzen wurden früher bei Tier- und Menschenaugen u. a. zur Endothelprotektion und als Glaskörperersatz eingesetzt: So z. B. Glycerinmethacrylat-Gel (Daniele, Refojo, Schepens & Freeman 1968), Polyacrylamid-Gele (Müller-Jensen, 1974), Polygelin (Oosterhuis, van Haeringen, Jeltes & Glasius, 1966), Polyvinylpyrrolidon (Scuderi, 1954), Dextransulfate (Gombos & Berman, 1967), Carboxymethylcellulose (Kishimoto, Yamanouchi, Mori und Nakamori, 1964), Chondroitinsulfat (Kishimoto, Yamanouchi, Mori & Nakamori 1964; Mori, 1967, Soll & Harrison, 1981; MacRae, Edelhauser, Hyndiuk, Burd & Schultz, 1983), Methylcellulose (Fechner, 1977; MacRae, Edelhauser, Hyndiuk, Burd & Schultz, 1983), Natriumalginat (Mori, 1967) und Kollagen (Dunn, Stenzel, Rubin & Miyata, 1969; Pruett, Calabria & Schepens, 1967; Stenzel, Dunn & Rubin, 1969). Keine dieser Substanzen konnte jedoch für die Anwendung in der Viskochirurgie überzeugen.

1934 gelang Meyer und Palmer die Isolation einer Substanz aus dem Glaskörper, der sie hieraufhin den Namen Hyaluronsäure gaben. Dem Einsatz von Hyaluronsäure in der Vorderabschnittschirurgie ist einem Zufall zu verdanken. Endré Balazs (1960) widmete große Teile seiner wissenschaftlichen Tätigkeit der Entwicklung eines künstlichen Glaskörpers. Er sah Hyaluronsäure als eine ideale Substanz für diesen Zweck an. Balazs gelang die Isolation von Hyaluronsäure aus der Nabelschnur und aus dem Hahnenkamm sowie die Erarbeitung einer höheren Reinigungsstufe zum Gebrauch in der Augenheilkunde. Voraussetzung hierfür war ein hochempfindlicher Test für die Erkennung von Entzündungssubstanzen vom Endotoxintyp. Hierzu führte er den sogenannten Eulenaffenaugentest ein (s. u.), der sich sehr bewährt hat. Der Einsatz von Hyaluronsäure im Glaskörperraum brachte jedoch nicht den erhofften Erfolg (Balazs, 1960; Balazs & Hutsch, 1976). Miller (1977) setzte Natriumhyaluronat bei Implantationsexperimenten im Tiermodell ein. Erstmalig berichtete Balazs 1979 in Frankreich auch von Hyaluronsäureeinsatz im Rahmen der Vorderabschnittschirurgie am menschlichen Auge (Balazs, 1979). Noch im gleichen Jahr meldete er diese Hyaluronsäure als US-Patent zum Einsatz in der Vorderabschnittschirurgie an (Balazs, 1979). Balazs verkaufte dieses US-Patent an die Firma Pharmacia & Upjohn, die 1979 das erste hochmolekulare Viskoelastikum, uns allen als Healon® bekannt, auf den Markt brachten. Healon® wurde zunächst als Ersatz des Glaskörpers und gewinnträchtig auch als Gleit- und Schmiermittel bei Gelenkerkrankungen für Rennpferde eingesetzt. Von allen Einsatzmöglichkeiten bewährte sich besonders die Anwendung von Hyaluronsäure in der Vorderabschnittschirurgie. Balazs prägte den Begriff der Viskochirurgie für chirurgische Verfahren, bei denen viskoelastische Lösungen eingesetzt wurden.

Georg Eisner (1980, 1981) widmete sich dem chirurgischen Viskoelastikaeinsatz unter taktischen Gesichtspunkten, wie Gewebeoberflächen- oder Raumtaktik. Herrn Eisner verdanken wir die eindrucksvollen Darstellungen des Viskoelastikumeinsatzes wie Viskoblockade, -tamponade oder -spatel (Eisner, 1983).

## Aktuelle Diversifikation der Viskoelastika

Die Viskoelastika erlebten nach Markteinführung von Healon® nicht nur eine rasche Verbreitung, sondern erfuhren durch Verwendung verschiedener Substanzen in unterschiedlichen Konzentrationen sowie durch diverse Produktionsstätten auch verschiedene Modifikationen.

Wir verfügen derzeit über eine kaum mehr überschaubare Vielfalt an neuen viskoelastischen Präparaten, weshalb eine Standortbestimmung sinnvoll erscheint (Abb. 1).

Auf die Bedeutung der Berücksichtigung der physikalischen Grundlagen zur Beurteilung der Eigenschaften von Viskoelastika wies Steve Arshinoff hin. Er teilte die Viskoelastika in zwei Gruppen ein (Tab. 1, S. 4): Zum einen in die Gruppe der hoch-viskösen kohäsiven Viskoelastika und zum anderen in die der niedrig-viskösen dispersiven Viskoelastika (Arshinoff, 1998). Die Gruppe der hoch-viskösen Viskoelastika unterteilete er in die hoch-viskösen (>1000 Pas) und viskösen (100 Pas<x<1000 Pas) Viskoelastika. Zur Gruppe der hoch-viskösen Viskoelastika zählen demnach Allervisc® Plus (vormals Ivisc®) sowie Healon® GV, während Ivisc®, Allervisc Plus, Provisc®, Healon®, Biolon®, Allervisc®, Amvisc® und Amvisc® Plus (Reihenfolge nach Viskosität in Ruhe gemäß der Angaben der Hersteller) zu den viskösen Visko-

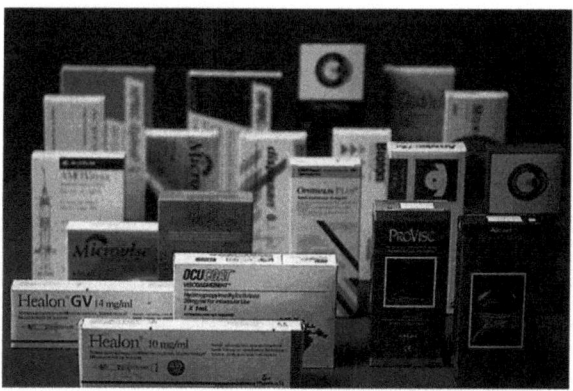

**Abb. 1.** Eine Auswahl an derzeit in Deutschland kommerziell erhältlichen Viskoelastika

**Tabelle 1.** Einteilung der Viskoelastika in zwei Gruppen nach Arshinoff (1995; 1998)

| Hohe Viskosität (kohäsiv) | | | |
|---|---|---|---|
| Viskoelastikum | Inhalt | Molekulargewicht (D) | Nullscherviskosität (Pas) |
| **hoch-viskös** | | | |
| Ivisc® Plus | 1,4% NaHa | 7,9 M | 4,8 K |
| Healon® GV | 1,4% NaHa | 5,0 M | 2,0 K |
| **viskös** | | | |
| Ivisc® | 1,0% NaHa | 6,1 M | 1,0 K |
| Allervisc® Plus | 1,4% NaHa | 5,1 M | 500 |
| Provisc® | 1,0% NaHa | 2,0 M | 280 |
| Healon® | 1,0% NaHa | 4,0 M | 230 |
| Biolon® | 1,0% NaHa | 3,0 M | 215 |
| Allervisc® | 1,0% NaHa | 5,1 M | 200 |
| Amvisc® | 1,2% NaHa | 1,0 M | 100 |
| Amvisc® Plus | 1,6% NaHa | 1,0 M | 100 |
| **Niedrige Viskosität (dispersiv)** | | | |
| Viskoelastikum | Inhalt | Molekulargewicht (D) | Nullscherviskosität (Pas) |
| **mittel-viskös** | | | |
| Viscoat® | 3,0% NaHa | 500 K | 41 |
| | 4,0% CS | 25 K | |
| Cellugel® | 2,0% HPMC | 100 K | 38 |
| Vitrax® | 3,0% NaHa | 500 K | 25 |
| **niedrig-viskös** | | | |
| i-Cell® | 2,0% HPMC | 90 K | 6 |
| Ocuvis® | 2,0% HPMC | 90 K | 4,3 |
| Ocucoat® | 2,0% HPMC | 86 K | 4 |
| Hymecel® | 2,0% HPMC | 86 K | 4 |
| Adatocel® | 2,0% HPMC | 86 K | 4 |
| Visiolon® | 2,0% HPMC | 86 K | 4 |

$M$ = Million, $K$ = Tausend, *NaHa* = Natriumhyaluronsäure, *CS* = Chondroitinsulfat, *HPMC* = Hydroxypropylmethylcellulose.

elastika zugeordnet werden. Zur Gruppe der mittel-viskösen bzw. niedrig-viskösen dispersiven Viskoelastika zählen nach Arshinoff Viscoat®, Cellugel®, Vitrax®, i-Cell®, Ocuvis®, Ocucoat®, Hymecel®, Adatocel® und Visilon®. Zu dieser simplifizierenden Einteilung darf kritisch erwähnt werden, daß die Zuordnung der Viskoelastikaprodukte zu den einzelnen Gruppen auf den Angaben der Firmen zu ihren Viskoelastika und nicht auf unabhängige vergleichende Untersuchungen basiert.

Dieses Konzept muß nach den vorliegenden Ergebnissen aktueller eigener Untersuchungen in Kooperation mit dem Max-Planck-Institut für Polymerforschung, Abteilung Rheologie, in Mainz über die rheologischen und physikochemischen Charakteristika der Viskoelastika zumindest teilweise überarbeitet werden. Darüber hinaus steht uns nun ein neues Viskoelastikum zur Verfügung: Das sogenannte „viscous cohesion dissociated high molecular

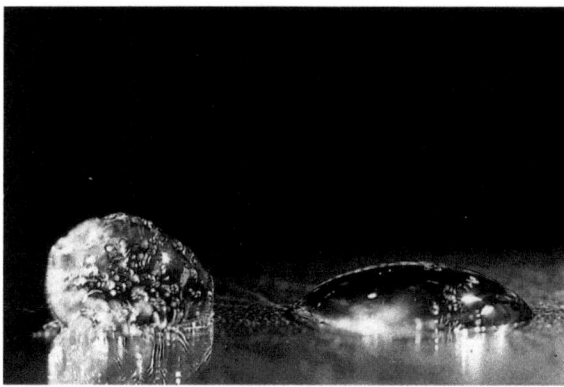

**Abb. 2.** Die vergleichende Aufnahme von Healon® 5 (*links*) und Healon® (*rechts*) läßt einen Unterschied in den physikochemischen und rheologischen Eigenschaften dieser beiden hyaluronsäurehaltigen Viskoelastika vermuten

weight viscoelastic", das den Produktnamen Healon® 5 (Abb. 2) trägt und bezüglich der Zusammensetzung so gewählt wurde, daß es speziell auf die Bedürfnisse bei der Phakoemulsifikation (kohäsive und dispersive Charakteristika) zugeschnitten sein soll.

## Analyse der derzeitigen Anwendungsgewohnheiten

In den USA wird nach einer Umfrage von Leaming (1998) von über 95 Prozent der Mitglieder der amerikanischen Gesellschaft für Kataraktchirurgie (ASCRS) Hyaluronsäure als Viskoelastikum der Wahl bei der Phakoemulsifikation eingesetzt (Abb. 3). Ein ähnliches Verhalten mit etwas anderer Verteilung der bevorzugten Produkte ergibt sich bei den befragten Kollegen auch bei der extrakapsulären Kataraktextraktion (Abb. 4). Bei der Wahl des bevorzugten viskoelastischen Produkts sind über die Jahre interessante Trends zu verzeichnen (Leaming, 1991–1998). 58% der befragten amerikanischen Kollegen verwenden bei der Phakoemulsifikation nie ein zweites Viskoelastikum, 5% nehmen routinemäßig immer ein zweites Viskoelastikum und 37% der Befragten setzen in bis zu einer von 10 Operationen ein zweites Viskoelastikum ein (Abb. 5). Etwa 2/3 der amerikanischen Ophthalmochirurgen sehen die Fähigkeit eines Viskoelastikums, für alle Fälle geeignet zu sein, als eine vorrangige Viskoelastikumeigenschaft an, wohingegen 1/5 unterschiedliche Typen für unterschiedliche Fälle als am besten ansehen (Abb. 6).

Auch in Europa wird Hyaluronsäure am häufigsten verwendet, gefolgt von Hydroxypropylmethylcellulose. Im deutschsprachigen Raum wird gemäß einer Umfrage von Wenzel und Mitarbeitern an Mitgliedern der deutschsprachigen Gesellschaft für Intraokularlinsen-Implantation und refraktive Chirurgie (DGII) zwar Hyaluronsäure ebenfalls von der Mehrzahl der befragten Ophthalmochirurgen angewendet (Wenzel, Ohrloff & Duncker, 1998), immerhin setzten jedoch 45 Prozent der Kollegen bevorzugt Hydroxypropylmethylcellulose (HPMC)-Präparate ein (Abb. 7). Im Vergleich zur vorherigen Umfrage von Wenzel und Rochels (1996) ist hinsichtlich der Gewohnheiten der

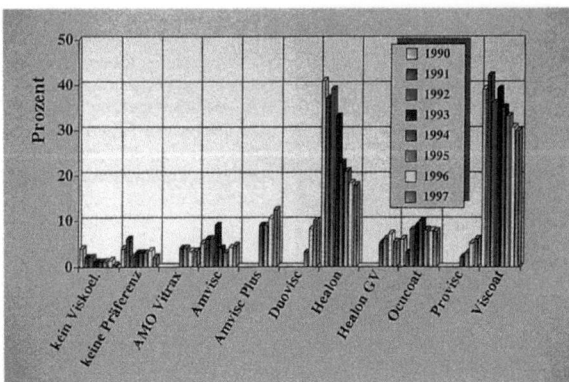

**Abb. 3.** Prozentuale Verteilung der routinemäßig bei der Phakoemulsifikation bevorzugt verwendeten viskoelastischen Produkte nach einer Umfrage an Mitgliedern (n = 1377) der amerikanischen Gesellschaft für Katarakt- und refraktive Chirurgie (ASCRS; mit freundlicher Überlassung von Leaming, 1998)

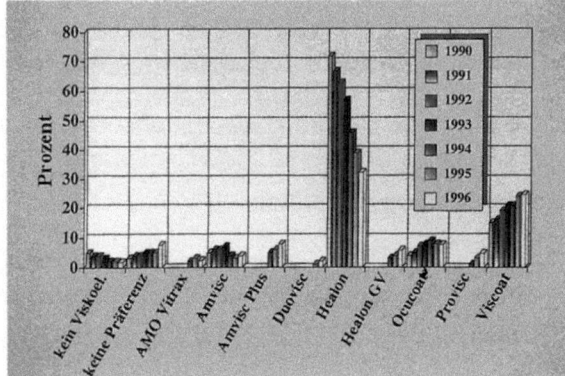

**Abb. 4.** Prozentuale Verteilung der routinemäßig bei der extrakapsulären Kataraktextraktion (ECCE) bevorzugt eingesetzten viskoelastischen Produkte nach einer Umfrage an Mitgliedern (n = 1328) der amerikanischen Gesellschaft für Katarakt- und refraktive Chirurgie (ASCRS; mod. nach Leaming, 1997)

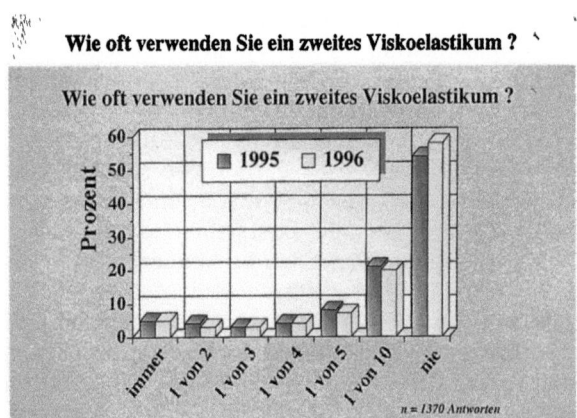

**Abb. 5.** Prozentuale Verteilung der Anzahl an Ophthalmochirurgen, die ein zweites Viskoelastikum bei der Phakoemulsifikation einsetzen nach einer Umfrage an Mitgliedern (n = 1370) der amerikanischen Gesellschaft für Katarakt- und refraktive Chirurgie (ASCRS; mod. nach Leaming, 1997)

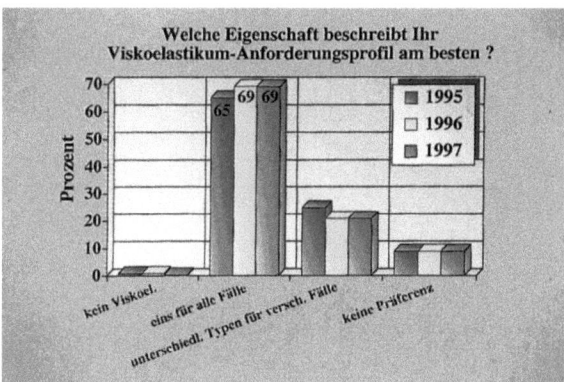

**Abb. 6.** Prozentuale Verteilung des präferierten Viskoelastikum-Anforderungsprofils von Ophthalmochirurgen, nach einer Umfrage an Mitgliedern (n = 1439) der ASCRS (mod. nach Leaming, 1997)

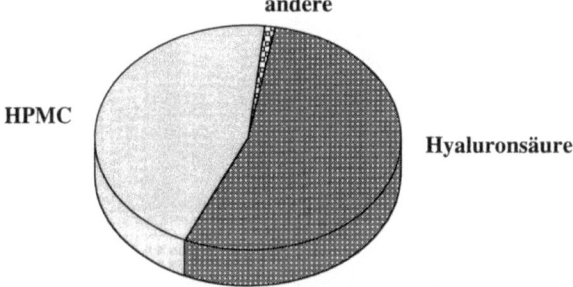

**Abb. 7.** Prozentuale Verteilung der routinemäßig bei der Kataraktoperation verwendeten viskoelastischen Grundsubstanzen im deutschsprachigen Raum (mod. nach Wenzel et al., 1997)

Ophthalmochirurgen im deutschsprachigen Raum kaum eine Änderung zu verzeichnen. Lediglich der Anteil der Ophthalmochirurgen, die eine IOL unter Luft implantieren, ist von 5% (1996) auf ein Minimum (1998) gesunken.

# KAPITEL 2

# Grundlagen

## Physikochemische Eigenschaften von Viskoelastika

Die mittlerweile immense Produktvielfalt erlaubt es dem Ophthalmochirurgen nicht, das für bestimmte Anforderungsprofile geeignete Viskoelastikum anhand eigener Vergleiche auszuwählen. Er ist vielmehr auf Firmenempfehlungen sowie auf Angaben der Hersteller zu den physikochemischen Spezifikationen angewiesen. Diese Angaben beruhen auf Testungen der Substanzen durch verschiedene Institute und weisen in Einzelfällen Ungereimtheiten auf. Die physikochemischen Eigenschaften bedingen jedoch praktische Kriterien, die für die tägliche operative Praxis relevant sind:

- Einfachheit der Injektion,
- Ausmaß des Schutzes des Horrnhautendothels sowie intraokulären Gewebes,
- Fähigkeit der Schaffung und Aufrechterhaltung von Raum intraokulär,
- Klarheit der Substanz (auch während der Phakoemulsifikation),
- Einfachheit der Entfernung und
- Risiko eines postoperativen Augeninnendruckanstiegs.

Wir haben deshalb eigene vergleichende Untersuchungen in Kooperation mit dem Mainzer Max-Planck-Institut für Polymerforschung, Abteilung Rheologie, vorgenommen, um den realen Gegebenheiten ein wenig näher zu kommen.

Die Rheologie ist die Lehre der Beziehung zwischen der Deformation physikalischer Substanzen und der dabei vorkommenden Kräfte. Viskoelastika verfügen sowohl über Eigenschaften flüssiger als auch fester Körper. Jede Substanz weist eine spezifische Verteilung der physikochemischen Eigenschaften auf, die seine klinische Verwendung definiert. Die Kenntnis dieser Zusammenhänge versetzt uns in die Lage, gezielt verschiedene spezifische Substanzen auszuwählen, um die Vorderkammer aufrecht zu erhalten, das Hornhautendothel zu schützen oder Instrumente wie auch Gewebe zu ummanteln.

Verschiedene Determinanten dienen der Beschreibung der Eigenschaft eines Viskoelastikums:

- Viskosität,
- Elastizität,

- Viskoelastizität,
- Pseudoplastizität,
- Wasserkontaktwinkel und Grenzflächenspannung (definieren die Benetzungsfähigkeit),
- Rigidität,
- Kohäsion und
- Temperatur.

Die klinisch relevante Eigenschaft eines Viskoelastikums wird im wesentlichen durch die fünf erstgenannten Faktoren bestimmt. Zum Verständnis der Wirkungsweise viskoelastischer Substanzen in der Ophthalmochirurgie tragen also besonders die Begriffe Viskosität, Elastizität, Viskoelastizität, Pseudoplastizität und Benetzungsfähigkeit bei.

Eine andere Möglichkeit, die Eigenschaft von Viskoelastika zu beschreiben, stellen die Fließeigenschaften dar. Der Darstellung der Fließeigenschaften liegen jedoch recht komplexe Modelle zugrunde. Darüber hinaus werden die Fließeigenschaften von den unterschiedlichen Herstellern in Bezug auf ihre viskoelastischen Substanzen auch nicht nach einem einheitlichen Konzept wiedergegeben.

## Fließeigenschaften

Während bei wässrigen Flüssigkeiten beispielsweise der Fließwiderstand durch die Geometrie des äußeren Systems bestimmt wird, werden bei viskösen und viskoelastischen Substanzen die Fließeigenschaften im wesentlichen durch die rheologischen Eigenschaften der Substanz selbst beeinflußt (Abb. 8).

Die Reformierung der Moleküle einer viskoelastischen Substanz nach Einwirken einer äußeren Kraft ist zeitabhängig (Abb. 9). Wird die einwirkende Kraft beispielsweise sehr kurzzeitig auf die viskoelastische Substanz ausgeübt, werden die Moleküle nur kurz zusammen- bzw. auseinandergedrückt und nehmen gleich nach Wegfall der Kraft wieder ihre ursprüngliche Form an. Wird die Kraft langsamer angewendet, nehmen die Moleküle eine neue, angepaßte Form ein. Diesen Zusammenhang kann man durch die folgenden zwei Experimente relativ einfach nachvollziehen, die darüber hinaus die Richtung der einwirkenden Kraft berücksichtigen:

1. Zieht man beispielsweise eine erwärmte und gerollte Knetgummistange kurz und heftig an beiden Enden, so reißt diese in der Mitte durch und man erhält zwei Stangenhälften. Zieht man hingegen an den Enden langsam, so wird die Stange zunehmend länger und dünner.
2. Bewegt man eine Nadel sehr rasch durch einen auf eine Fläche aufgebrachten Hügel eines höher-viskösen Viskoelastikums, so bleibt dieser unverändert am Ort stehen. Bewegt man hingegen die Nadel langsam durch das Viskoelastikum, so verändert man die Form des Hügels und bewegt ihn.

# Grundlagen

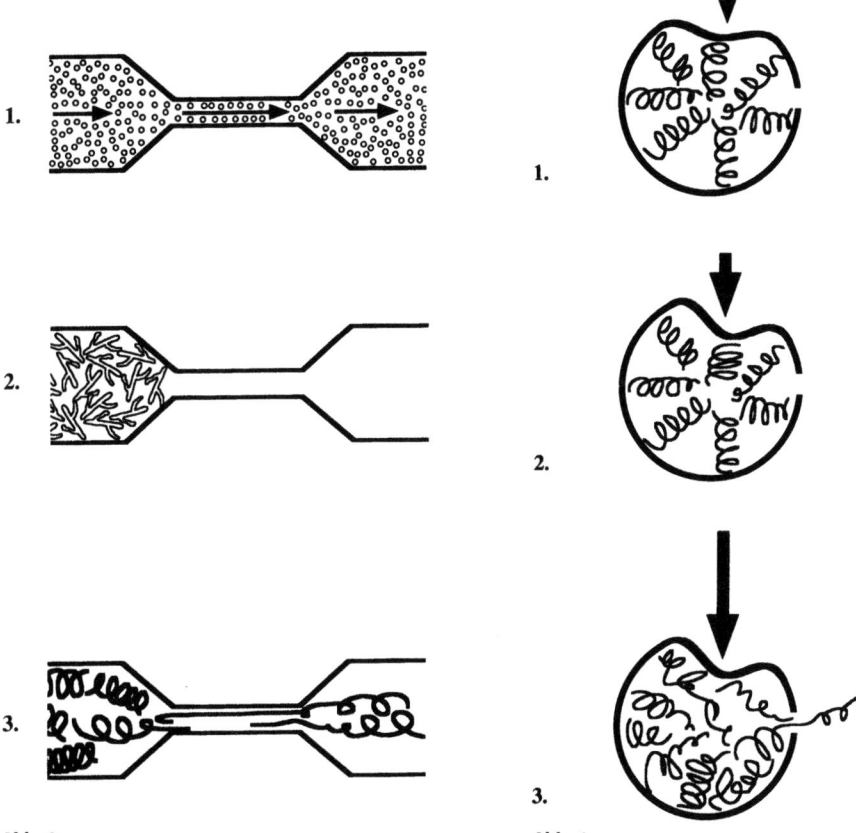

**Abb. 8**  **Abb. 9**

**Abb. 8.** Vergleichende schematische Darstellung des Fließverhaltens einer wässrigen, einer viskösen und einer viskoelastischen Flüssigkeit an einer Verengung.
1. Wässrige Substanz: Die Moleküle fließen im Bereich einer Kanalverengung schneller, da immer das gleiche Flüssigkeitsvolumen pro Zeiteinheit den Kanal durchströmt, unabhängig von dessen Dimensionierung.
2. Visköse Substanz: Hier entscheidet das Verhältnis von Viskosität der Substanz zum Ausmaß der Lumenverengung, ob die visköse Substanz die Verengung passieren wird.
3. Viskoelastische Substanz: Der Fließwiderstand einer viskoelastischen Substanz wird in Abhängigkeit von der Bewegung der Substanz geringer. Die Molekülketten verändern beim Passieren der Verengung ihre Form. Mit steigender Fließgeschwindigkeit sinkt der Widerstand aufgrund molekularer Neuanordnung. Steht nach Passage der Verengung ausreichend Raum zur Verfügung, so nehmen die Moleküle ihre ursprüngliche Anordnung annähernd wieder ein.

**Abb. 9.** Schematische Darstellung des zeit- und kraftabhängigen Verhaltens einer viskoelastischen Substanz. Das Viskoelastikum befindet sich in einem Raum mit Öffnung.
1. Wirkt eine Kraft kurzzeitig und geringfügig ein, so stehen die viskösen Eigenschaften der Substanz im Vordergrund. In Abhängigkeit vom Fließwiderstand, bestimmt durch die Viskosität der Substanz und die Größe der Öffnung, weicht die viskoelastische Substanz aus dem Raum.
2. Wirkt eine Kraft kurz und stark ein, verhält sich die Substanz elastisch. Die Moleküle werden deformiert (ohne Möglichkeit der Neuanordnung). Die Kraft wird lokal als elastische Energie gespeichert. Aus der Kammer entweicht keine Substanz.
3. Wird eine Kraft längerfristig ausgeübt, treten Scherkraftphänomene auf und die Moleküle nehmen eine neue Form an. Hierduch wird der Fließwiderstand verringert und die Substanz fließt aus der Kammer.

Die grundlegenden rheologischen Begriffe sollen nun zunächst erläutert werden.

## Viskosität

Die Viskosität beschreibt die Eigenschaft einer Flüssigkeit, einer gegenseitigen laminaren Verschiebung zweier benachbarter Schichten eine Kraft entgegenzusetzen: die sogenannte „innere Reibung". Die Viskosität ist damit ein Maß des Strömungswiderstandes einer Flüssigkeit. 1%ige Lösungen von Natriumhyaluronat (z. B. Healon® oder Provisc®) weisen eine mindestens 400000fach höhere Viskosität auf als das Kammerwasser. Sie sind von der Konzentration, dem Molekulargewicht, dem Lösungsmittelzusatz und der Temperatur abhängig und können z. B. durch zwei parallel angeordnete, gleich große Platten bestimmt werden, die mit unterschiedlicher Geschwindigkeit in die gleiche Richtung verschoben werden (Abb. 10). Zwischen diesen beiden Platten, die in einem definierten Abstand voneinander entfernt angebracht sind, befindet sich die zu untersuchende viskose Flüssigkeit.

Das Maß der Geschwindigkeit, mit der die beiden Platten zueinander bewegt werden, wird Scherrate genannt. Diese Scherrate wird gewöhnlich in Radiant je Sekunde (rad/s) oder in Hertz (Hz, 1/Sekunde) angegeben. Die erforderliche Kraft pro Fläche zur Verschiebung der beweglichen Platten heißt Scherkraft und trägt die Einheit dynes/cm$^2$. Die relative Geschwindigkeit der Platten zueinander geteilt durch die Schichtdicke der Flüssigkeit heißt Geschwindigkeitsgradient. Die dynamische Viskosität wird somit definiert als Quotient aus Scherkraft und Geschwindigkeitsgradient und trägt die Einheit: $N \cdot sec \cdot m^{-2}$, Poise [P; nach Poiseuille]. Die kinematische Viskosität stellt den Quotienten aus dynamischer Viskosität und der Flüssigkeitsdichte dar (Einheit: Stokes [St]).

Wichtig zu wissen ist der folgende Zusammenhang: Die Steigerung des Molekulargewichtes, beziehungsweise der Konzentration, erhöht die Viskosität besonders bei niedrigen Scherraten, wohingegen eine Anhebung der Temperatur die Viskosität verringert (Abb. 11).

Die Viskosität im Ruhezustand, also bei einer Scherrate von Null, wird im klinischen Sprachgebrauch als Nullscherviskosität bezeichnet (Einheit Pas=Pascal Sekunden=1000 cp=1000 centipoise). Dieser Viskositätswert kann von nahezu keinem Rheometer genau erfaßt werden, sondern wird mathematisch durch verschiedene Berechnungsmodi extrapoliert. Die Viskosität im Ruhezustand wird mitunter als alleiniges Maß für die Beurteilung und Einteilung der Verhaltenseigenschaften der Viskoelastika herangezogen. Die Viskosität in Ruhe spiegelt jedoch nur einen Teilaspekt der vielfältigen biophysikalischen Eigenschaften eines Viskoelastikums wider und sollte einer differenzierten Betrachtungsweise weichen.

Die Bedeutung der Viskosität in Ruhe für die Ophthalmochirurgie liegt darin, daß sich viskoelastische Flüssigkeiten mit einem hohen Wert gut z.B. zur Vertiefung der Vorderkammer eignen, besonders bei erhöhtem Glaskörperdruck. Flüssigkeiten mit einem sehr niedrigen Wert, wie z.B. Irrigationslösungen, erfordern einen ständigen Fluß zur Vorderkammervertiefung.

# Grundlagen

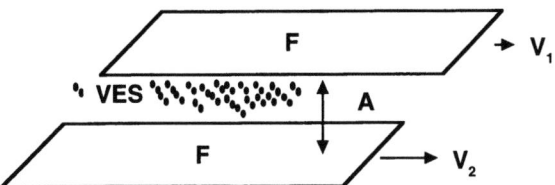

**Abb. 10.** Bestimmung der Viskosität: Zwei parallele Platten gleicher Fläche (F) befinden sich in einem definierten Abstand (A) voneinander und werden mit unterschiedlicher Geschwindigkeit ($V_1$, $V_2$) in die gleiche Richtung verschoben. Die Flüssigkeit (VES = Viskoelastische Substanz) wird zwischen die beiden Platten gebracht

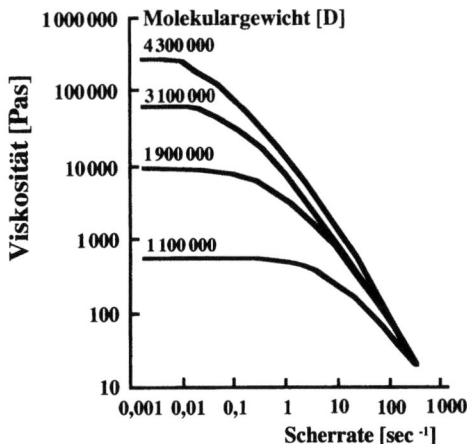

**Abb. 11.** Einfluß des Molekulargewichts auf die Viskosität als Funktion der Scherrate: Die Anhebung des Molekulargewichts steigert besonders die Viskosität bei niedrigen Scherraten, während bei hohen Scherraten die Viskosität nahezu unabhängig vom Molekulargewicht ist (mod. nach Bothner & Wik, 1989)

## Einfluß der Scherrate auf die Viskosität

Für den Einsatz in der Ophthalmochirurgie ist die Kenntnis der Viskosität bei drei verschiedenen Scherraten hilfreich:

1. Sehr geringe Scherraten ($\sim 10^{-3}$ sec$^{-1}$) liegen vor, wenn das okuläre Gewebe sich in Ruhe befindet und das Viskoelastikum während der Operation Raum schafft.
2. Mittlere Scherraten ($\sim 10^0$ sec$^{-1}$) entsprechen in etwa der Geschwindigkeit, mit der Instrumente im Auge bewegt werden, oder wie sie bei der Intraokularlinsenimplantation auftreten.
3. Sehr hohe Scherraten ($\sim 10^3$ sec$^{-1}$) kommen bei der Injektion des Viskoelastikums durch die Kanüle zum Tragen.
   Viskoelastische Substanzen benötigen eine sehr hohe Viskosität bei sehr niedrigen Scherraten, um die intraokulare Stabilität aufrechtzuerhalten. Der Ophthalmochirurg benötigt eine niedrige Viskosität zur Bewegung der IOL oder des Instrumentes, um möglichst keinen Widerstand beim Umgang hiermit zu erfahren.

**Elastizität**

Die Elastizität im physikalischen Sinn beschreibt die Eigenschaft einer Substanz, einer Deformation Widerstand zu leisten und nach Wegfall der einwirkenden Kraft die ursprüngliche Form wieder einzunehmen. Die Elastizität wie die Viskosität stellt eine Funktion des Molekulargewichts und der Konzentration dar. Substanzen mit längeren Molekülketten weisen typischerweise eine entsprechend höhere Elastizität auf. Darüber hinaus hängt die Elastizität auch vom Frequenzspektrum der einwirkenden Belastung ab: Wirkt mechanische Energie im niedrigen Frequenzbereich ein, so verhalten sich Natriumhyaluronatlösungen mehr als viskose Flüssigkeiten, da die Polysaccharidketten unter der einwirkenden Kraft aneinander vorbeigleiten, und eine neue Anordnung und Konfiguration der Moleküle stattfindet. Diese molekulare Neuordnung ist bei Einwirkung von mechanischer Energie eines hohen Frequenzspektrums nicht möglich, und die Polysaccharidketten werden einer elastischen Deformation unterworfen. Dies bedeutet, daß mechanische Energie in Form von Elastizität gespeichert wird und die Lösung sich wie ein elastischer Körper verhält. In Synovialflüssigkeit, Glaskörper oder in Natriumhyaluronatlösungen erfolgt der Übergang von überwiegend viskösen Eigenschaften zu einem elastischen Körper im Frequenzbereich zwischen 0,1 und 10 Hz. Die viskoelastischen Eigenschaften von Natriumhyaluronat dienen in den Geweben von Glaskörper, Haut, Gelenkknorpel und Synovialflüssigkeit vermutlich der Stoßdämpfung und der Formstabilisation (Balazs & Gibbs, 1970).

**Viskoelastizität**

Der Begriff Viskoelastizität hat der Substanzgruppe den Namen gegeben. Viskoelastische Substanzen leisten im Gegensatz zu elastischen Substanzen einen geringeren Widerstand gegenüber einer Deformation. Die Wiederherstellung der Form erfolgt nicht unmittelbar und nicht vollständig (Hysterese-Effekt, Abb. 12). Viskoelastische Substanzen besitzen also eine relative Formkonstanz, was sie von plastischen Substanzen wie Knetgummi unterscheidet, das seine ursprüngliche Form nach Einwirkung der deformierenden Kraft nicht wieder einnehmen kann.

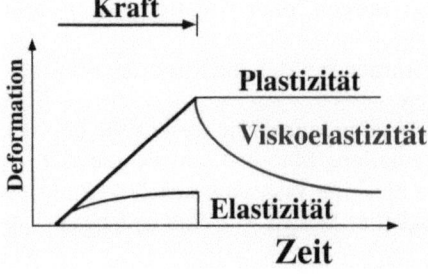

**Abb. 12.** Schematische Darstellung des zeitlichen Deformationsverhaltens plastischer, viskoelastischer und elastischer Substanzen vor und nach Einwirkung einer deformierenden Kraft (mod. nach Hessemer & Dick, 1996)

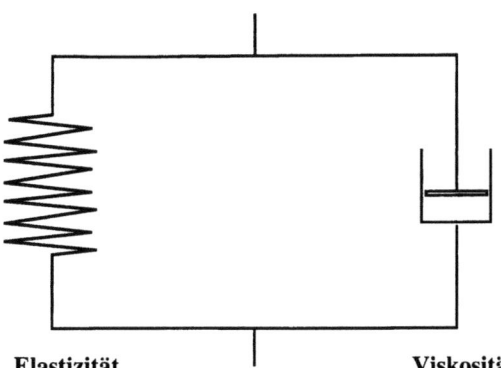

**Abb. 13.** Mechanisches Modell zur Nachahmung des Verhaltens eines Viskoelastikums, das sowohl Elastizität als auch Viskosität in sich vereint: Die Feder imitiert das elastische Verhalten, das bei hohen Frequenzen oder rascher Geschwindigkeit der einwirkenden Kraft dominiert, während der parallel befindliche Kolben die viskosen Fließeigenschaften wiedergibt, die bei niedrigen Frequenzen einsetzen

Eine viskoelastische Substanz verhält sich sowohl elastisch wie auch viskös, was am besten durch ein mechanisches Modell vereinfacht dargestellt werden kann (Abb. 13). Das elastische Element ist als Springfeder dargestellt und das viskose Element als ein Druckstempel in Öl (Bothner & Wik, 1989).

Dieses System antwortet nun in Abhängigkeit von der Geschwindigkeit der einwirkenden Bewegung und von der Oszillationsfrequenz. Bei langsamer Geschwindigkeit oder niedriger Frequenz wird sich das flexible molekulare Netzwerk wie eine viskose Lösung verhalten. Die hinzugefügte Energie wird in Wärme umgesetzt, da die flexiblen Moleküle sich gegeneinander bewegen. Bei hoher Frequenz oder rascher Energieeinwirkung liegt das flexible Molekülnetzwerk gestreckt vor, so daß das Viskoelastikum sich wie Gel verhalten wird und die meiste Energie elastisch speichert und wieder abgibt. Hyaluronsäure mit einem hohen Molekulargewicht verhält sich bei niedrigen Scherraten überwiegend elastisch, wohingegen Hyaluronsäure mit niedrigem Molekulargewicht sich vorwiegend viskös verhält. Die Erhöhung der Konzentration bewirkt eine Zunahme der elastischen Komponente.

Bei niedrigen Frequenzen überwiegt bei allen für die Ophthalmochirurgie verfügbaren Viskoelastika die viskose Komponente. Mit steigender Frequenz nimmt dann der elastische Charakter bei einigen Viskoelastika deutlich zu und überwiegt, wohingegen andere Lösungen bei allen Frequenzen überwiegend viskose Verhaltenseigenschaften zeigen.

Aufgrund ihrer relativen Formkonstanz eignen sich Viskoelastika ausgezeichnet zu raumtaktischen ophthalmochirurgischen Zwecken und fließen selbst nach Manipulationen im Auge nicht so leicht aus der Vorderkammer ab.

**Pseudoplastizität**

Trägt man die Viskosität gegen den sogenannten Geschwindigkeitsgradienten, also die relative Geschwindigkeit zweier sich gegenläufig oder unterschiedlich schnell in gleicher Richtung bewegender Platten, auf, so zeigen pseudoplastische Flüssigkeiten eine Abnahme der Viskosität bei zunehmendem Gradienten (Meaney, 1995). Die Ursache für die hohe Pseudoplastizität von Hyaluronsäure liegt darin, daß das Molekül im Ruhezustand spiralförmig angeordnet ist und sich bei Bewegung zunehmend entknäuelt, also weniger viskös wird (Abb. 14).

Diesen pseudoplastischen Effekt, also die Abnahme der Viskosität bei zunehmender Scherrate durch Entknäulung des Hyaluronsäuremoleküls kennt man von der intraokularen Injektion von Hyaluronsäure: Der initial wahrnehmbare Widerstand nimmt während der Injektion im weiteren Verlauf deutlich ab (Abb. 15).

Der für die Stempelbewegung erforderliche Druck ist direkt proportional zur Viskosität, weshalb eine niedrige Viskosität bei hoher Scherrate für die Injektion durch eine dünne Kanüle obligat ist. Demgegenüber ist die Viskosität sogenannter Newtonscher Flüssigkeiten, wie z.B. Silikonöl oder Wasser, unabhängig von der Scherrate. Reine Chondroitinsulfatlösungen oder (nach gängiger Lehrmeinung) auch Hydroxypropylmethylcellulose-Lösungen, ändern hingegen ihre Viskosität mit steigender Geschwindigkeit nicht oder nur kaum; sie sind damit also als sogenannte Newtonsche Flüssigkeiten anzusehen.

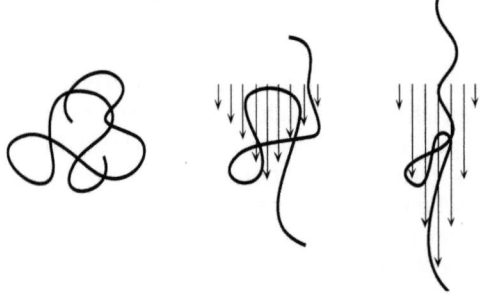

**Abb. 14.** Molekulanordnung in Abhängigkeit von der Bewegung: Mit zunehmender Scherrate entknäult sich das Hyaluronsäuremolekul (*rechts*)

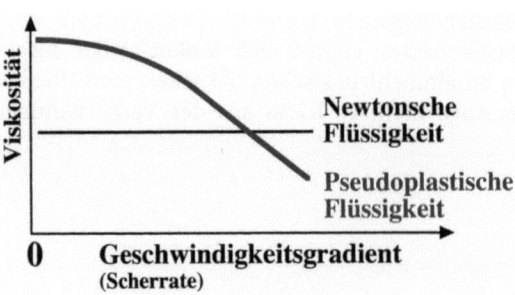

**Abb. 15.** Schematische Darstellung des Zusammenhangs zwischen Viskosität und Scherrate: Die Viskosität viskoelastischer Substanzen nimmt mit steigendem Geschwindigkeitsgradienten (Scherrate) ab. Dieses Verhalten kennzeichnet pseudoplastische Flussigkeiten

Als Vergleichsmaß für die Pseudoplastizität wird gerne der Quotient aus der Viskosität in Ruhe (Nullscherviskosität) und der Viskosität bei einer Scherrate von 100/sec oder 1000/sec herangezogen. Diese Zahl alleine gibt einen Anhalt für das pseudoplastische Potential einer Flüssigkeit, jedoch ist auch der Kurvenverlauf bei unterschiedlichen Scherraten für die Interpretation von Bedeutung. Für die Ophthalmochirurgie ist die Pseudoplastizität insofern wichtig, als hoch pseudoplastische Substanzen eine hohe Viskosität in Ruhe aufweisen und damit gute endothelprotektive und raumtaktische Eigenschaften besitzen. Andererseits sind sie leicht injizierbar, aspirierbar und manipulierbar. Gering pseudoplastische Substanzen mit hoher Viskosität (nicht: Newtonsche Flüssigkeiten) sind hingegen weniger gut injizierbar und aspirierbar, bieten jedoch dafür den Vorteil, daß sie während einer Augenoperation länger im Auge verweilen und ihre protektive Wirkung entfalten können.

Von den unterschiedlichen viskoelastischen Substanzen besitzen Natriumhyaluronat-Lösungen die höchste Peudoplastizität auf. Reine Chondroitinsulfat- und HPMC-Lösungen sind eher als Newtonsche Flüssigkeiten zu betrachten.

Die hohe Pseudoplastizität von Natriumhyaluronat hat folgende Ursache: Dieses hochmolekulare Polysaccharid liegt im Ruhezustand in einer zufälligen spiralförmigen Anordnung vor; es bildet sozusagen ein Knäuel (Abb. 16). Bringt man Lösungen mit derartigen Molekülen in Bewegung, „streckt" sich das Molekül und es kommt zu einer „Entknäuelung" – mit dem Resultat einer geringeren Viskosität (Gibbs et al., 1968). Der Verlauf der Pseudoplastizitätskurve eines Viskoelastikums und die Viskosität beim Geschwindigkeitsgradienten 0 sind nicht nur Funktionen des mittleren Molekulargewichts des Viskoelastikumpolymers, sondern auch Funktionen der Konzentration. Die Viskosität bei sehr hohen Scherraten ist dagegen nahezu unabhängig vom Molekulargewicht.

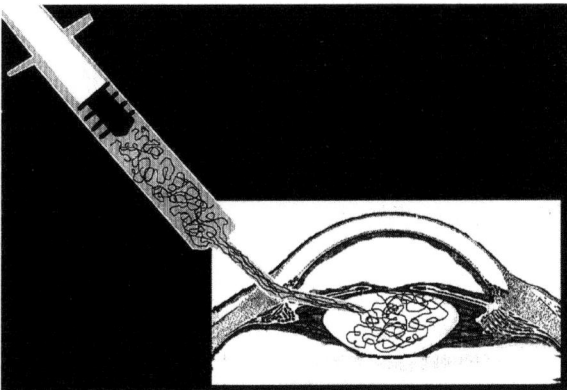

**Abb. 16.** Verhalten der Hyaluronsauremoleküle anhand eines praktischen Beispiels: In der Spritze liegen sie geknault und verwoben vor, bei der Injektion entknauen sich die Moleküle, werden lang gestreckt und passieren somit die Kanüle. Nach der Injektion des Hyaluronsäure-Präparates nehmen die Moleküle im Auge wieder eine ähnliche Konformation an wie in der Spritze an, die Viskosität des Viskoelastikums ist wieder deutlich höher als während der Kanülenpassage

Bei hohen Scherraten wird die innere Reibung, und somit auch Viskosität, hauptsächlich durch die Anzahl der Hyaluronsäureketten beeinflußt, da die Moleküle dann mehr gestreckt und aneinandergelegt werden.

Zusammenfassend besitzen die verschiedenen viskoelastischen Substanzen eine unterschiedliche Viskosität und Pseudoplastizität. Dies hat Konsequenzen für die Praxis der Intraokularchirurgie. So hat eine hoch-viskose Natriumhyaluronat-Lösung hervorragende raumtaktische Eigenschaften; sie eignet sich daher sehr gut zur Vorderkammervertiefung bei Kataraktoperationen, insbesondere bei erhöhtem Glaskörperdruck. Demgegenüber besitzt eine weniger viskose Chondroitinsulfat-Natriumhyaluronat-Mischung wie Viscoat® bessere oberflächentaktische Eigenschaften: Die nur geringe Pseudoplastizität von Chondroitinsulfat trägt dazu bei, daß die Substanz nicht so leicht aus der Vorderkammer ausgespült werden kann und damit länger das Hornhautendothel schützt. Dies könnte von besonderer Bedeutung für die Phakoemulsifikation sein, bei der relativ hohe Flüssigkeitsvolumina pro Zeiteinheit das Auge passieren, und bei der es außerdem zur Entwicklung hornhautschädigender Luftbläschen kommen kann. Darüber hinaus besitzt Chondroitinsulfat aufgrund seiner hohen negativen Ladungsdichte eine starke Affinität und Adhäsionsfähigkeit zu PMMA und anderen IOL-Materialien (Hein, Keates & Weber, 1986). Es ist daher besonders zur Beschichtung von IOL geeignet.

### Benetzungsfähigkeit

Die Benetzungsfähigkeit bzw. der Grad der Adhäsion eines Viskoelastikums wird durch den Winkel zwischen einer flüssigen Substanz und einer Oberfläche sowie durch die Grenzflächenspannung bestimmt. Bildet eine viskoelastische Substanz auf einer Oberfläche eine starke Wölbung, so entsteht ein großer Kontaktwinkel, was auf eine schwache Adhäsion dieses Viskoelastikums hinweist. Je niedriger der Wasserkontaktwinkel oder die Grenzflächenspannung, desto größer ist die Benetzungsfähigkeit (Abb. 17). Ein sehr benetzendes Viskoelastikum bietet sich als Gleitmittel für Instrumente oder Injektoren an.

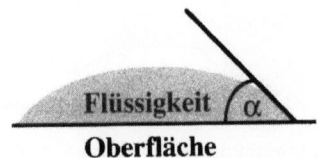

**Abb. 17.** Schematische Darstellung des Wasserkontaktwinkels ($a$), der ein wesentlicher Einflußfaktor der Benetzungsfähigkeit darstellt: Der Wasserkontaktwinkel wird aus dem Winkel zwischen der angrenzenden Oberfläche und der Wasseroberfläche gebildet. Die Benetzungsfähigkeit ist invers propotional zum Wasserkontaktwinkel und zur Grenzflächenspannung

## Rigidität

Die Steifigkeit einer Substanz wird berechnet aus der Quadratwurzel der Summe des Quadrates der Viskosität und des Quadrates der Elastizität:

$$\sqrt{\text{Viskosität}^2 + \text{Elastizität}^2}$$

## Kohäsion

Die Kohäsion beschreibt das Ausmaß, in der eine Substanz durch intermolekulare Bindungen bzw. Verkettungen zusammengehalten wird, was von der Elastizität und Molekülkettenlänge abhängt. Lange Ketten eines Hyaluronates mit hohem Molekulargewicht verwirbeln sich in Lösung und führen zu einer hohen Kohäsion. Ein kohäsives Viskoelastikum kann bei der Aspiration das Auge als ganzes wieder verlassen; etwa bei offenem Auge und Verformung der Bulbushüllen. Niedermolekulare Viskoelastika haben kürzere weniger verwobene Ketten und weisen eine geringere Tendenz auf, das Auge auf einmal wieder zu verlassen. Andererseits sind sie weniger einfach wieder aus dem Auge zu aspirieren und es verbleiben möglicherweise Viskoelastikumreste im Auge zurück. Dieses Verhalten wird auch als dispersiv bezeichnet. Arshinoff (1997) führte in diesem Zusammenhang zur besseren Übertragbarkeit auf die klinische Anwendung den sogenannten Kohäsions-Dispersions-Index (KDI) ein, der auf In-vitro-Untersuchungen zur prozentualen Entfernung des Viskoelastikums aus dem Auge basiert. Je größer der KDI (s. u.), der aus dem Quotienten aus prozentualem Anteil des aspirierten Viskoelastikums pro Zeiteinheit und jeweiliger Vakuumeinstellung gebildet wird, desto größer ist die Kohäsion des Viskoelastikums.

Der KDI einiger gängiger Viskoelastika betrug:

| Viskoelastikum | KDI (%/100 mmHg) |
|---|---|
| Healon® GV | 72,3 |
| Provisc® | 46,0 |
| Healon® | 31,2 |
| Amvisc® Plus | 21,4 |
| Viscoat® | 3,4 |

## Optische Eigenschaften der Viskoelastika

Über die optischen Eigenschaften der Viskoelastika ist nur wenig bekannt. Über eine unterschiedliche Lichtabsorption im UV-Bereich wurde berichtet (Leith et al., 1987). Durchsichtige Flüssigkeiten lassen sich nur dann an ihren Grenzflächen unterscheiden, wenn sie einen voneinander unterschiedlichen Brechungsindex aufweisen. Der Brechungsindex ist die wichtigste Eigenschaft

**Tabelle 2.** Brechungsindex verschiedener Viskoelastika (nach abnehmendem Brechungsindex sortiert; Tempartur: 25 °C); mod. nach Speicher & Gottinger, 1998

| Medium | Brechungsindex |
|---|---|
| Viscoat® | 1,3446 |
| AMO Vitrax® | 1,3410 |
| Hymecel®, Ocucoat®, Adatocel®, Methocel® | 1,3390 bis 1,3384 |
| Amvisc® Plus, Healon® GV, Amvisc®, Dispasan®, Healon® | 1,3382 bis 1,3372 |
| Kammerwasser | 1,336 |

eines Mediums, Licht zu brechen. Die Viskoelastika weisen in einer Untersuchung von Speicher & Göttinger (1998) nur geringfügig unterschiedliche optische Eigenschaften in Abhängigkeit von der Temperatur (25–42 °C) und der Wellenlänge (479, 546, 643 nm) auf (Tab. 2).

Alle viskoelastischen Substanzen wiesen einen geringfügig höheren Brechungsindex als Kammerwasser auf.

## Chemische Eigenschaften der Viskolastika, Biokompatibilität und Sicherheitsanforderungen

An ein Viskoelastikum zur intraokularen Anwendung werden spezifische Sicherheitsanforderungen gestellt. Es soll steril, hochgereinigt und partikelfrei und nicht immunogen, toxisch oder inflammatorisch wirksam sein. Es muß biologisch inert sein und einen balancierten Elektrolytgehalt aufweisen. Die Osmolalität bzw. der kolloidosmotische Druck sowie der pH-Wert (s. u.) müssen dem der Kornea bzw. dem des Kammerwassers (pH = 7,38) entsprechen. Es sollte weiterhin wasserlöslich und für die Anwendung in der Vorderkammer durchsichtig sein. Es sollte einfach zu instilieren sowie zu entfernen sein, jedoch bei Verbleib im Auge auch biologisch abtransportiert oder abgebaut werden können. Weiterhin sollte es eine möglichst lange Haltbarkeit aufweisen, bevorzugt im Falle der Lagerung bei Raumtemperatur.

Auf dem Beipackzettel sollten der Hersteller, der Inhalt, das Molekulargewicht, der pH-Wert, die Puffersubstanz und die Osmolalität der einzelnen viskoelastischen Substanzen vermerkt sein.

Eine Übersicht der Firmenangaben zu den derzeit kommerziell auf dem Markt erhältlichen Viskoelastikaeigenschaften ist in der Tabelle im Anhang zusammengestellt. Beim Vergleich dieser Substanzen ist es wichtig, das Molekulargewicht, die Konzentration und die chemische Zusammensetzung zu berücksichtigen. Dies besonders, wenn die Substanzen aus verschiedenen Produktionen stammen und nicht vom Vertreiber selbst hergestellt werden.

Neben biologischen sind insbesondere chemische Eigenschaften für die Verträglichkeit der Viskoelastika maßgeblich.

## pH-Wert

Obwohl die pH-Werte der gegenwärtig verfügbaren viskoelastischen Substanzen variieren, liegen sie laut Herstellerangaben nahe der physiologischen Norm von etwa 7,38. Healon® und Viscoat® werden laut Herstellerangaben in einer phosphatpufferhaltigen Lösung im Bereich von einem pH-Wert von 7,0 bis 7,5 vertrieben. Viscoat® weist mittlerweile eine niedrigere Konzentration des Phosphatpuffers auf als es ursprünglich beinhaltete, da eine höherere Phosphatkonzentration die Kalziumpräzipitation im Hornhautstroma mit konsekutiver Hornhauttrübung postoperativ begünstigte (Nevyas et al., 1987; Ullmann, Lichtenstein & Heerlein, 1986). Dieses Phänomen wurde auch nach der Anwendung von Chondroitinsulfat alleine beobachtet. Die pH-Werte von Amvisc® variieren wahrscheinlich aufgrund des Zusatzes ungepufferter physiologischer Kochsalzlösung. Der pH-Wert von HPMC-Lösungen variiert in Abhängigkeit von ihrer Präparation, liegt aber laut Firmenangaben in der Regel meist deutlich unter 7,38. Beispielsweise wurde für Ocucoat® ein pH-Wert von annähernd 7,2, für Chiron Endocoat$^{TM}$ sogar ein pH-Wert von 6,2 angegeben (vgl. Tab. im Anhang).

## Kolloidosmotischer Druck

Der osmotische sowie der kolloidosmotische Druck sind für die Biokompatibilität vom Polymerlösungen bei Applikation in den menschlichen Körper wichtig. Der osmotische Druck wird hauptsächlich durch die Konzentration anorganischer Salze beeinflußt, wohingegen der kolloidosmotische Druck von der Konzentration, der Polymerart, dem Molekulargewicht des Polymers und dem Ausmaß der Interaktion zwischen den Polymermolekülen abhängt. Bei glykosaminoglykanhaltigen Lösungen kommt es mit steigender Konzentration sehr rasch zu einem Anstieg des kolloidosmotischen Drucks. Der kolloidosmotische Druck von Hyaluronsäure als Funktion der Konzentration ist in Abbildung 18 dargestellt. Lösungen mit einem niedrigen Molekulargewicht erreichen den physiologischen kolloidosmotischen Druck von 30 mmHg bei Konzentrationen von etwa 10 mg/ml, während dieser Druck von Lösungen mit einem höheren Molekulargewicht erst bei Konzentrationen von ca. 15 mg/ml erreicht werden. Für chondoitinsulfathaltige Lösungen wurden ähnliche Kurvenverläufe beschrieben (Shaw, 1976). Die Einbringung einer Lösung mit einem über dem physiologischen kolloidosmotischen Druck liegenden Druck führt zur Dehydratation von Zellen und Gewebe, was in Bezug auf die Hornhaut von Hedbys gezeigt wurde (1963).

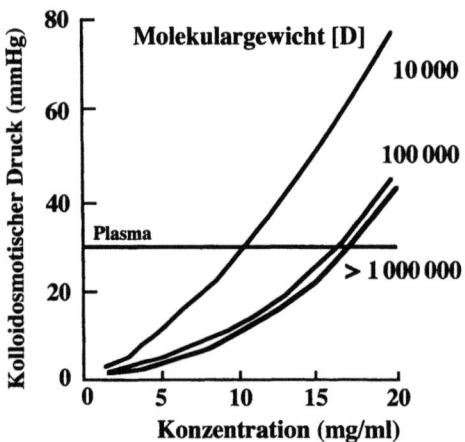

**Abb. 18.** Kolloidosmotischer Druck von Hyaluronat in Abhängigkeit von Konzentration und Molekulargewicht (mod. nach Bothner und Wik, 1989)

## Osmolalität

Die Osmolalität einer Lösung bezeichnet die Menge der gelösten Teilchen pro 1 kg Wasser in Mol (Osmol/kg $H_2O$). Je höher die Osmolalität einer viskoelastischen Substanz in Relation zu der Osmolalität der interzellulären Flüssigkeit, die bei etwa 300 milliosmol pro kg liegt, desto größer ist das Potential, in Kontakt stehendes Gewebe zu dehydrieren. Chondroitinsulfat in einer Konzentration von 20 und 50% weist eine extrem hohe Osmolalität auf, die in laborchemischen Untersuchungen wie auch durch die klinischen Erfahrung belegt wurde (Condon et al., 1983). Die Osmolarität hingegen stellt die Menge der gelösten Teilchen pro Liter einer Lösung in Mol dar (Osmol/l). Das Kammerwasser weist eine Osmolalität von 305 milliosmol auf. Das menschliche Hornhautendothel toleriert Flüssigkeiten mit einer Osmolalität zwischen 200–400 milliosmol, wobei besonders Flüssigkeiten mit einer niedrigen Osmolalität einen Endothelzellschaden erzeugen können (Hyndiuk & Schultz, 1992). Wurde gesunde Hornhaut mit hypoosmotischer Flüssigkeit (240 mOsm) in Kontakt gebracht, so schwoll die einschichtige Endothelzellage durch den osmotischen Gradienten an. Jedoch wurden die interzellulären Verbindungen (gap und tight junctions) nicht kompromittiert, und es war auch keine Langzeitschädigung nachweisbar (McDermott et al., 1988). Bei niedriger Endothelzellzahl (<1000 Zellen/mm$^2$) oder funktionellen Störungen hingegen kam es neben einem intrazellulären Ödem zu einem Zusammenbruch der Interzellulärbrücken mit konsekutivem Einströmen von Flüssigkeit in das Hornhautstroma und Hornhautödem (Gonnering et al., 1979). Die Hornhaut schwillt in der Folge an (Abb. 19).

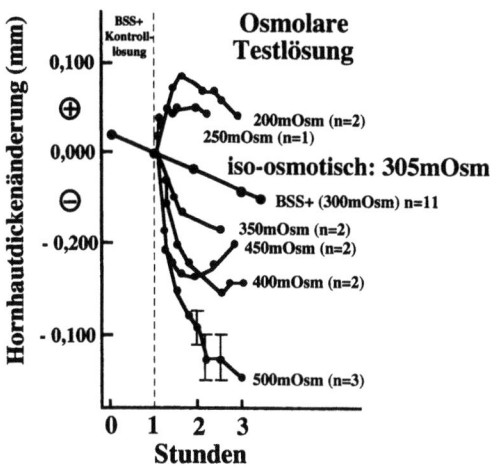

Abb. 19. Zeitabhängiger Einfluß von hypo- und hyperosmotischer BSS-Lösung auf die Dicke der menschlichen Hornhaut (mod. nach Edelhauser et al., 1981)

## Strukturformeln und chemischer Aufbau

Chondroitinsulfat und Natriumhyaluronat sind in Bezug auf die chemische Zusammensetzung der Moleküle und die physikalischen Eigenschaften sehr ähnlich. Die Zuckeranteile bestehen aus sich wiederholenden Disacchariduntereinheiten aus Natriumglukuronat mit N-Acetylgalaktosamin in $\beta$ 1-3 Verbindung im Falle des Natriumchondroitinsulfats (Abb. 20), bzw. aus Natriumglukuronat mit Acetylglucosamin für das Natriumhyaluronat (Abb. 21). Um ein langes Polymer zu erzeugen, sind diese Untereinheiten über eine $\beta$ 1-4 Verbindung der Aminozuckerreste an die Glukuronsäurereste der nächsten Untereinheit gekoppelt. Beide Ketten stellen eine lange und nichtverästelte Kette von mittlerem bis hohem Molekulargewicht dar (Meyer, 1958). Der Unterschied in den Untereinheiten besteht darin, daß Chondroitinsulfat eine Sulfatgruppe mit einer doppelt negativen Ladung pro sich wiederholender Disaccarideinheit aufweist (Abb. 20). Natriumhyaluronat hingegen weist eine einzige negative Ladung pro Disaccharideinheit auf. Die zusätzliche negative Ladung pro Untereinheit im Chondroitinsulfat kann einen neutralisierenden Effekt auf Gewebe, Implantate und Instrumente ausüben, die positiv geladen sind. Diese chemische Eigenschaft erklärt möglicherweise die gute Benetzungsfähigkeit von Chondroitinsulfat bzw. Viscoat®.

Die Bindung eines Arzneimittels an das Viskoelastikum im Auge erscheint im Falle von Amvisc®, Healon® und Viscoat® von untergeordneter Bedeutung zu sein. So beeinflußten diese Viskoelastika die intraokulare oder topische Arzneimitteltherapie über einen absorptiven Mechanismus nicht (McDermott & Edelhauser, 1989).

Das zugrundeliegende Molekül von HPMC stellt Cellulose dar, ein Disaccharid von D-Glukose, das sich stereochemisch von Dextrose in der Verbindung zwischen den beiden Monomeren unterscheidet: Bei Cellulose erfolgt die Bindung $\beta$-glykosidisch und bei Dextrose ist sie $\alpha$-glykosidisch. Zur Erhöhung der Hydrophilie werden die Methoxy- und Hydroxypropyl-Seitenketten

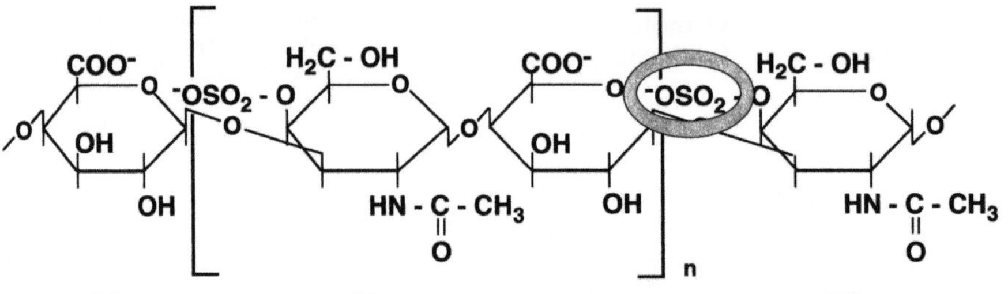

**Abb. 20.** Chemische Strukturformel der Disaccharideinheit von Chondroitin-4-sulfat, einem Proteoglykan, bestehend aus einer sich wiederholenden Grundeinheit von D-Glucuronsäure (1) und N-Acetyl-D-galactosamin-4-sulfat (2). Die Glykosidbindungen sind im Wechsel $\beta$ 1-3 und $\beta$ 1-4 verknüpft. Die zusätzliche negative Ladung pro Untereinheit (eingekreist) verleiht dem Molekül eine hohe Ladungsdichte

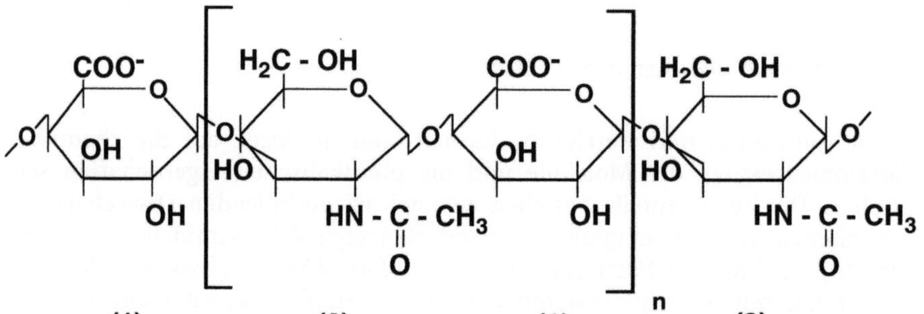

**Abb. 21.** Chemische Strukturformel von Hyaluronsäure, die aus einer repetitiven Grundeinheit aus $\beta$-D-Glucuronsäure (1) und N-Acetyl-$\beta$-D-glucosamin (2) besteht. Die Glykosidbindungen sind im Wechsel $\beta$ 1-3 und $\beta$ 1-4 verknüpft. Die Molekularformel des linearen Polymers Natriumhyaluronsäure lautet: $(C_{14}H_{20}NNaO_{11})_n$

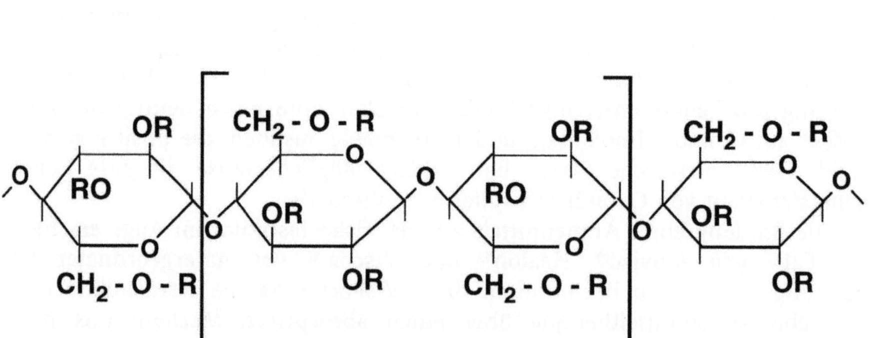

**Abb. 22.** Chemische Strukturformel von Hydroxypropylmethylcellulose. Die Monomereinheiten des Polysaccharids sind über $\beta$-glykosidische Bindungen (1-4) miteinander verknüpft.
R = H,
 $CH_3$ oder
 $CH_2$-CH(OH)-$CH_3$

# Grundlagen

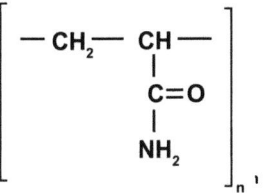

**Abb. 23.** Chemische Strukturformel von Polyacrylamid (Orcolon®), dem Polymer des Acrylamids, bestehend aus langen Kohlenstoffatomketten

durch Hydroxygruppen ersetzt (Abb. 22). Das Molekül trägt keine elektrische Ladung.

Die chemische Strukturformel von Polyacrylamid ist in Abb. 23 dargestellt.

Innerhalb des Natriumhyaluronatmoleküls erlaubt die eingeschränkte Flexibilität an der Stelle der glykosidischen Bindung eine Rotation zwischen den Zuckereinheiten entlang der Molekülkette. Als Konsequenz weist das Molekül die Konformation eines flexiblen, zufällig angeordneten Knäuels auf mit einer gewissen Steifigkeit. Chondroitinsulfat jedoch stellt ein niedermolekulargewichtiges Glykoaminoglykan dar und nimmt eine Konformation an, die zwischen diesem Zufallsknäuel und einer steifen Stabform liegt.

Natriumhyaluronat enthält keine anderen Karboanhydrate oder Aminosäuren und weist keine kovalenten intermolekularen Brücken auf (Balazs, 1983). In Lösungen wie z. B. Wasser oder Kammerwasser nimmt das eigentlich steife Molekül die Form eines sehr flexiblen und langen, zufällig angeordneten Knäuels an. Kleine Moleküle können in das Natriumhyaluronatmolekül eindringen bzw. sich hierin verteilen. Größere Moleküle wie Fibrinogen, Kollagen oder Proteoglykane können dagegen nicht eindringen (Balazs, 1983). Auf den Einfluß dieser sogenannten sterischen Exklusion auf den Transport, die osmotische Aktivität sowie die Interaktion von Molekülen in der interzellulären Matrix wurde mehrfach hingewiesen (Comper & Laurent, 1978).

Eine Anhebung der Natriumhyaluronatkonzentration in der Lösung bewirkt eine Überlappung der individuellen Molekülknäuel sowie eine Kom-

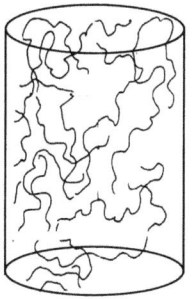 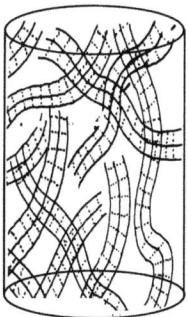

**Abb. 24.** Natriumhyaluronat in unterschiedlicher Konzentration in einem zylindrischen Behälter: links die niedrig-konzentrierte und rechts die höher-konzentrierte Hyaluronsäure. In Lösung bilden die Hyaluronsäureketten ein langes, locker angeordnetes Knäul (*links*), wohingegen eine Anhebung der Konzentration (*rechts*) eine Überlappung und Kompression der Knäul bewirkt. Diese enge Nachbarschaft der Molekülketten erhöht die Wahrscheinlichkeit einer Ausbildung verschiedenartiger, nicht-kovalenter Interaktionen zwischen den Ketten, was die Viskosität als auch die Elastizität der Lösung erhöht

pression (Abb. 24). Darüber hinaus nehmen die nicht-kovalenten Zwischenketteninteraktionen zu.

Nach der Injektion von Natriumhyaluronat in die Vorderkammer und während des Verbleibs dort ändert sich die Molekülgröße nur gering. Dies legt nahe, daß Oxydation oder enzymatische Degradation keine größere Rolle bei seiner Beseitigung spielen. Natriumhyaluronat wird im Auge also nicht metabolisiert, sondern passiert das trabekuläre Maschenwerk als großes Molekül, so daß die Auflösung von Natriumhyaluronat in der Vorderkammer im wesentlichen von der Viskosität und der injizierten Menge abhängt (Miyauchi & Iwata, 1984). HPMC hingegen unterliegt einer teilweisen Metabolisierung vor seinem Austritt.

Alle Polymere beinhalten in der Regel Moleküle unterschiedlichen Molekulargewichts. Das von den Firmen angegebene Molekulargewicht ist in der Regel lediglich der Durchschnittswert. Die Zielgröße bei der Produktion verschiedener Natriumhyaluronate variiert. Amvisc® beispielsweise wird so hergestellt, daß es bei einem Molekulargewicht von etwa 2 Millionen Dalton eine dynamische Viskosität von 40 000 mPas bei 25 °C und einer Scherrate von 2 pro Sekunde aufweist. Healon® hingegen wird so hergestellt, daß es eine Konzentration von 10 mg pro ml (vgl. Beipackzettel) aufweist.

Das Chondroitinsulfat im Viscoat® hat ein mittleres Molekulargewicht von 22 500 D, das des Natriumhyaluronats im Viscoat® ein mittleres Molekulargewicht von über 500 000 D. Das Molekulargewicht der Kombination von Viscoat® weist einen Wert von etwas weniger als 600 000 D auf. Der Hersteller vertritt die Auffassung, daß die kürzeren Molekülketten von Viscoat® das Trabekelmaschenwerk leichter passieren und damit früher das Auge verlassen.

## Komplikationen durch Viskoelastika

Von den ersten Einsätzen bis heute traten auch Probleme unterschiedlicher Natur beim Einsatz von Viskoelastika auf (Tab. 3). Alle derzeit zur intraokularen Applikation zugelassenen Viskoelastika können besonders in der frühen postoperativen Phase zu einem Anstieg des Augeninnendrucks führen (Cherfan, Rich & Wright, 1983; Holmberg & Philipson, 1984a und 1984b). In den Anfangszeiten wurden gelegentlich nach Injektion hochkonzentrierter Chondroitinsulfat-Lösungen eine bandförmige Keratopathie, korneale Dehydratation oder auch eine Kontamination beobachtet. Orcolon® wurde aufgrund des späten Sekundärglaukoms wieder vom Markt genommen (Herrington, Ball & Updegraf, 1993). In der Anfangsphase der Herstellung von Viscoat® kam es aufgrund von Endotoxinen einerseits und der Bildung von Kalziumchelaten im vorderen Stromaanteil der Hornhaut durch den Phosphatpufferzusatz andererseits zum vorübergehenden Rückruf von Viscoat® (Coffman & Mann, 1986; Binder, Deg & Kohl, 1987; Nevyas et al., 1987). Beide Probleme wurden mittlerweile vom Hersteller gelöst und seitdem nicht mehr beobachtet.

In den letzten Jahren wurde nach dem Einsatz von Microvisc® bzw. Dispasan® (Grisanti et al., 1997) über pseudoendophthalmitis-ähnliche Reaktionen

**Tabelle 3.** Historische Entwicklung der Probleme und Komplikationen beim Einsatz von Viskoelastika

| Komplikation | Produkt | Jahr |
|---|---|---|
| IOD-Anstieg | Healon® | 1980 |
| Bandförmige Keratopathie | Viscoat® | 1984 |
| Korneale Dehydratation | Chondroitinsulfat | 1986 |
| Kontamination | Viscoat® | 1988 |
| Sterilität | Ocucoat® | 1991 |
| Spätes Sekundärglaukom | Orcolon® | 1991 |
| Kontamination | Microvisc® | 1993 |
| IOL-Kristallablagerung | Healon® GV | 1994 |
| Pseudoendophthalmitis | Dispasan® | 1997 |
| Endotoxingehalt (100 E/ml) | Microvisc® | 1997 |

berichtet. In einer Augenklinik in Montreal, Kanada, trat 1993 eine Serie von 14 Endophthalmitiden auf, die durch meist bakteriell (Bacillus circulans) kontaminiertes Viskoelastikum (Microvisc®, Firma Q-med AB, Uppsala, Schweden, zwei verschiedene Herstellungschargen) nach Anwendung dieses Viskoelastikums bei insgesamt 42 Augenoperationen verursacht wurden (Roy et al., 1997). Die Firma Bohus BioTech AB, Srömstad, Schweden, kaufte den Produktnamen Microvisc® für ihr Viskoelastikum im Jahre 1995, zwei Jahre nach der o.g. Verunreinigung eines Viskoelastikums gleichen Namens. Im Falle von Microvisc®, das in Deutschland im Gegensatz zu einigen anderen Ländern unverändert erhältlich ist, wurde im Jahre 1997 ein erhöhter Endotoxingehalt von über 100 E/ml nachgewiesen, wobei ein maximaler Gehalt von 0,5 Einheiten empfohlen wird (Florén, Hansen & Ehringer, 1997). Florén berichtet, daß im Januar 1997 in Oslo, Norwegen, drei suspekte pseudoendophthalmitisähnliche Reaktionen nach Kataraktchirurgie beobachtet wurden. Ähnliche Beobachtungen seien auch von anderen schwedischen und norwegischen Krankenhäusern nach Einsatz dieser Herstellungscharge gemacht worden. In der Universitäts-Augenklinik Lund kam es bei einem Auge nach Belassen von Microvisc® in der Vorderkammer im Rahmen einer kombinierten Operation am darauffolgenden Tag zu einer endophthalmitisähnlichen Vorderkammerreaktion mit flockigen Präzipitaten in einem koagulierten Exsudat. Nach intensiver antiphlogistischer Therapie ohne Änderung des Vorderkammerbefundes wurde 24 Stunden postoperativ Microvisc® operativ aus der Vorderkammer entfernt (Florén, 1998). Die zuvor genannte norwegische Charge wie auch weitere Chargen waren nach Angaben von Florén mit einem Endotoxingehalt von bis zu 100 E/ml kontaminiert (Florén, Hansen & Ehringer, 1997). Eine intraokulare Entzündungsreaktion mit der Folge der Entwicklung einer bullösen Keratopathie wurde in einer Serie von Fällen nach Anwendung von Healon®, das durch eine wiederverwendete Injektionskanüle appliziert wurde, beschrieben (Nuyts et al., 1990). Daher liefern alle Hersteller mittlerweile Einmalkanülen mit ihren Viskoelastikum mit. Da die erneute Verwendung der Kanüle nach Applikation von Viskoelastikum wiederholt zu schweren Hornhautödemen führte, empfehlen wir, Kanülen nach Viskoelastikumapplikation nicht wieder zu verwenden (Hyndiuk & Schultz, 1992; Kim, 1987).

Healon® GV wurde mit kristallinen Ablagerungen auf der Intraokularlinse, die für einen vorübergehenden Zeitraum dort verweilten, in Verbindung gebracht, jedoch wurde der ursächliche Beweis von den Autoren nicht geführt (Jensen et al., 1994). Diese Komplikation wurde darüber hinaus von keinem anderen Autor beschrieben.

Auch die Vermutung, die Anwendung von HPMC bei der Kataraktchirurgie könne zu einer dauerhaften Pupillenerweiterung führen (Tan & Humphrey, 1993), wurde nicht bestätigt (Eason & Seward, 1995). Beim Vergleich von Healon® mit Ocucoat® fanden sich 6 Monate postoperativ keine Unterschiede hinsichtlich der Pupillenweite und -reaktivität.

Unglücklicherweise trat in der Geschichte der Viskoelastika immer wieder einmal punktuell bei verschiedenen Produkten eine Kontamination auf (vgl. Tabl. 3). Zu hoffen ist, daß die Herstellerfirmen Vorsichtsmaßnahmen getroffen haben, damit weitere Chargen dieses Problem nicht aufweisen werden.

Laboruntersuchungen wie auch klinische Untersuchungen bestätigten, daß Healon®, Viscoat® und viele andere Viskoelastika nicht inflammatorisch wirken, wenn sie in der richtigen Zusammensetzung produziert wurden. Im Falle von Healon®, Healon® GV, Healon® 5 dienen spezifische Untersuchungen wie der Eulenaffenaugentest vor der Freigabe einer Charge von Natriumhyaluronsäure diesem Ziel (s. u.). Für HPMC-Produkte wurde zur Prüfung der Verträglichkeit auch der weniger sensitive Implantationstest in die Vorderkammer des Kaninchenauges, der sich zur Prüfung der biologischen Verträglichkeit bewährt hat (Becker et al., 1988; Ehrich, 1987), vorgeschlagen (Ehrich, Höh & Kreiner, 1990).

Allergische Reaktionen als Nebenwirkungen viskoelastischer Substanzen sind theoretisch denkbar, aber sehr selten (Glasser et al., 1991).

## Der Eulenaffenaugentest

Zur Evaluierung des Reinigungsgrades von Natriumhyaluronat ist ein möglichst hochempfindlicher Test für den Nachweis von Entzündungssubstanzen vom Endotoxin-Typ erforderlich. Der sogenannte Limulus-Lysat-Test, ein sehr empfindlicher Test zum Nachweis von Pyrogenen, erwies sich für den Nachweis von Verunreinigungen einer Natriumhyaluronatlösung als zu wenig sensitiv und spezifisch.

Auch Untersuchungsmethoden zum Nachweis von zellvermittelten Entzündungsreaktionen in Gewebekompartimenten (z. B. Vorderkammer, Peritoneum, Gelenkhöhlen) waren nicht empfindlich genug, um diese Art von Entzündungsmediator nachzuweisen.

Lediglich das Eulenaffenauge und das Rhesusaffenauge erlauben bereits den Nachweis sehr kleiner Endotoxinmengen, die in einem relativ großen Kammerwasservolumen als physiologischer Puffer eingebracht werden. Der Glaskörper dieser Affenaugen ist flüssig und kann mit relativ geringer chirurgischer Traumatisierung gegen eine Testlösung ausgetauscht werden.

Da das potentielle Austauschvolumen des flüssigen Glaskörpers des erwachsenen Rhesusaffen lediglich 0,4 bis 0,6 ml beträgt, und das restliche

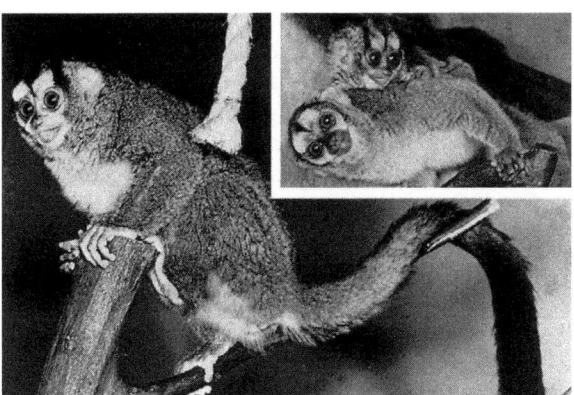

**Abb. 25.** Eulenaffen

Glaskörpervolumen (2,4 ml) als geformter Glaskörper vorliegt, ist der erwachsene Rhesusaffe zum Nachweis von Endotoxinen als Entzündungssubstanzen nur bedingt tauglich. Im Gegensatz hierzu steht im Auge des erwachsenen Eulenaffens (Abb. 25) ein Austauschvolumen von 2 ml flüssigem Glaskörper zur Verfügung. Je größer die Menge an flüssigem auszutauschenden Volumen, desto größer ist auch die Menge an Testflüssigkeit, die injiziert werden kann. 48 Stunden nach der intravitrealen Injektion der Testlösung erfolgt eine Vorderkammerparazentese mit anschließender Entnahme von Kammerwasser zur Quantifizierung der induzierten inflammatorischen Reaktion. Das gewonnene Kammerwasser dient u. a. der Auszählung der Leukozyten sowie der Bestimmung der Proteinkonzentration sowie Proteinverteilung. Als Referenz dient die Entzündungsreaktion nach Austausch eines gleichen Volumens an Pufferlösung, das dem Natriumhyaluronat als Lösungsmittel beigefügt wird.

48 Stunden nach der intravitrealen Injektion der Testlösung sollte die mittlere Leukozytenzahl im Kammerwasser 28±7 Zellen/mm$^3$, und der Proteingehalt 10,8±2,8 mg/ml nach Austausch von 1 ml flüssigem Glaskörper gegen ein gleiches Volumen steriler pyrogenfreier physiologischer Pufferlösung unter sterilen Bedingungen und minimalem Operationstrauma betragen.

Die Natriumhyaluronatlösung sowie jede andere Flüssigkeit, die bei intraokularen Eingriffen am Auge Verwendung findet, sollte unter diesen Testbedingungen eine vergleichbar niedrige Entzündungsreaktion hervorrufen wie die gegen den Glaskörper ausgetauschte physiologische Pufferlösung.

## International Standards Organisation

Vor wenigen Jahren wurde eine Arbeitsgruppe gebildet (ISO, International Standards Organisation), die beabsichtigt, einen weltweit annehmbaren Standard für die Zubereitung, Zulassung und den Beipackzettelinhalt zu erarbeiten. Die ISO ist besorgt, daß ein Viskoelastikum als Medizinprodukt von einigen Herstellern nicht einem vergleichbaren Sterilisationsvorgang unterworfen wird wie ein Arzneimittel. Der Grund für das Weglassen des Autoklavierens besteht darin, daß Natriumhyaluronsäure in einem gewissen Ausmaß durch den Autoklavierungsprozeß degradiert wird und einen Teil seiner rheologischen Fähigkeiten hierdurch einbüßt. Einige Firmen nehmen eine End-Autoklavierung vor und sterilisieren daher ihre Produkte. Andere Firmen filtern ihre Produkte aseptisch, wodurch jedoch ein vielfach geringerer Sterilitätsgrad erreicht wird. Die ISO-Arbeitsgruppe ist bemüht, die Viskoelastikahersteller dazu zu bewegen, den Grad der Sterilität ihres Produktes auf der Verpackung außen anzugeben, so daß der Operateur sich darüber informieren kann.

# KAPITEL 3

# Substanzen für Viskoelastika

## Hyaluronat

Hyaluronat (Abb. 26) kommt in nahezu allen Bindegeweben von Vertebraten vor und besteht aus einem verhältnismäßig langen linearen Polysaccharidmolekül (Balsasz et al., 1970). Es wird in der Zellmembran ohne Proteinbeteiligung synthetisiert und die lange lineare Polysaccharidkette wird direkt in die extrazelluläre Matrix extrudiert (Prehm, 1984). Natriumhyaluronat dient der Zell- und Gewebsstabilisierung und spielt eine wichtige Rolle während der embryonalen Entwicklung und des Wachstums. Auf Zellebene spielt Natriumhyaluronat bei der interzellulären Interaktion, Zellmatrixadhäsion, Zellmobilität und der extrazellulären Organisation eine gewisse Rolle. Weiterhin wird die Wundheilung beschleunigt (Abatangelo, Martelli & Vecchia, 1983; Arzeno & Miller, 1982). Es stellt die natürliche biologische Benetzungssubstanz dar.

Im Auge ist Natriumhyaluronat in hohen Konzentrationen im Glaskörper und im Bindegewebe des trabekulären Kammerwinkels nachweisbar. In niedrigen Konzentrationen existiert es auch im Kammerwasser und bedeckt das Endothel. Humane korneale Endothelzellen weisen spezifische Bindungsstellen für Hyaluronsäue auf (Härfstrand et al., 1992). Es darf davon ausgegangen werden, daß das normale menschliche Auge eine Hyaluronsäurekonzentration von 1,4 mg/l aufweist (Laurent & Laurent, 1981) und das korneale En-

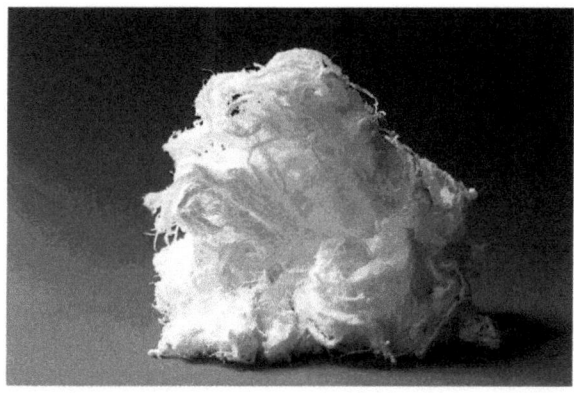

**Abb. 26.** Reine Hyaluronsäure, aus Hahnenkämmen gewonnen

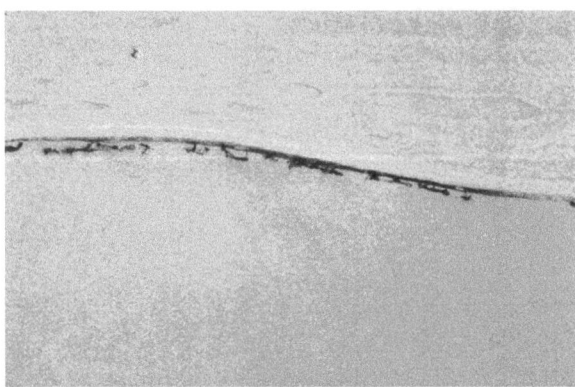

**Abb. 27.** Lichtmikroskopische Aufnahme eines histologischen Schnitts der menschlichen Hornhaut nach Färbung der gebundenen Hyaluronsäure mit der Avidinperoxidase-Methode: Die Oberfläche des Hornhautendothels zeigt nach Behandlung mit Streptomyces-Hyaluronidase zur Bestatigung der Spezifitat der Färbung der Hyaluronsäure eine dünne, aber dichte Färbung. Hyaluronsäure war zuvor für 5 Minuten in die Vorderkammer injiziert worden, gefolgt von einem Irrigations-/Aspirationsmanöver mit 100 ml BSS

dothel von einer dünnen durchgehenden Hyaluronsäureschicht bedeckt wird (Abb. 27), deren funktionelle Bedeutung noch nicht abschließend geklärt ist. Vermutlich werden die endothelial gelegenen Hyaluronsäuremoleküle in die Kontrolle der Gewebshydratation und den transendothelialen Transport von Makromolekülen eingebunden. Nach Injektion von Hyaluronsäure in die Vorderkammer mit nachfolgender Anwendung von Hyaluronsäure-Nachweismethoden nahm die Dicke und Färbeintensität der Hyaluronsäureschicht deutlich zu. Eine Endothelzelle weist etwa knapp 2000 Bindungsstellen auf (Madsen et al., 1989), die möglicherweise eine höhere Affinität zur Hyaluronsäure mit größerem Molekulargewicht besitzen. Ob diese Hyaluronsäureschicht an den Hyaluronsäure-Bindungsstellen auch nach weitestgehender Entfernung von Hyaluronsäure aus dem Auge das Endothel vor Traumata während intraokularer Chirurgie schützt, wird von einigen Ophthalmochirurgen bezweifelt, ist aber durchaus denkbar (Schmidl, Mester & Anterist, 1998).

Im Trabekelmaschenwerk wird dem Natriumhyaluronat eine Rolle bei der Kontrolle des Kammerwasserabflusses beigemessen.

Natriumhyaluronat ist weiterhin Bestandteil der Kapselhülle um Streptokokken. Hier ist es eines der wenigen allgemein vorkommenden Polysaccharide von Bakterien.

Das Molekulargewicht von Hyaluronat aus verschiedenen Quellen liegt im Bereich von $0{,}1 \times 10^6$ bis $10 \times 10^6$ Dalton (Laurent & Granath, 1983). Natriumhyaluronat gehört zur Gruppe der Glycosaminoglykane und stellt ein großes polyanionisches Polysaccharidmolekül dar, das Hexosamin enthält. Zwischen Natriumhyaluronat und bei anderen Vertebraten vorkommenden Glycosaminoglykanen bestehen drei wichtige Unterschiede: Alle anderen Glycosaminoglykane weisen ein niedriges Molekulargewicht (10 000 bis 40 000 Dalton), kovalente Bindungen zu Proteinen (Proteoglykane) sowie Sulfatestergruppen (Chondroitinsulfat, Keratansulfat, Dermatansulfat, Heparansulfat, Heparin) auf. Chondroitin, eine nicht-sulfatierte Variante des Chondroitinsulfats, bildet hier die einzige Ausnahme.

Ein Einzelmolekül nimmt einen kugelförmigen Raum von 0,5 µm Durchmesser ein. Hochmolekulare Hyaluronsäure liegt in Lösung nicht als lange steife und gerade Kette vor. Die glykosidischen Bindungen im Polysaccharid erlauben eine Rotation der Zuckeruntereinheiten entlang der Molekülkette, wodurch eine begrenzte Flexibilität des Hyaluronats besteht. Daher nimmt das Hyaluronsäuremolekül eine zufällig angeordnete Knäulform mit gewisser Steifigkeit an (Laurent, 1957). Die räumliche Ausdehnung dieses Molekülknäuls wird durch die Art der glykosidischen Bindungen, die Anwesenheit größerer Seitenketten, den Polyelektrolytcharakter und wahrscheinlich auch durch die Verteilung intramolekularer Wasserstoffbindungen bestimmt. Das lineare Hyaluronsäurepolysaccharid mit einem Molekulargewicht von $4\times10^6$ D besteht aus etwa 10 000 Disaccharideinheiten und einem durchschnittlichen Molekülkettendurchmesser von 300 nm, einer Kettenlänge von 10 000 nm und nimmt ein Volumen von etwa 10 nl in Lösung ein. Die Herabsetzung des Molekulargewichtes führt beim Hyaluronsäuremolekül zu einer steiferen Konformation (Laurent, 1957).

Hyaluronat weist eine Halbwertszeit im Blut von 4 Minuten auf, wird im Auge nur geringfügig metabolisiert und überwiegend durch endotheliale Leberzellen abgebaut (Fraser et al., 1981; Laurent & Fraser, 1990; Laurent, Dahl & Lilja, 1993). Der Ursprung der Hyaluronsäure (Hahnenkamm, Biofermentation) scheint hierauf kaum einen Einfluß auszuüben (Nimrod et al., 1992).

Nach über 20jähriger Forschung über die Molekularstruktur und biologische Aktivität der Polysaccharide der Endozellulärmatrix schlug Balazs den Einsatz von Natriumhyaluronat als Ersatzmittel für den Glaskörper während der Ablatiochirurgie vor. Da zu diesem Zeitpunkt noch kein umfassenderes Verständnis der Pathophysiologie des Glaskörpers sowie der Netzhautablösung existierte, kam es mitunter auch zur inkorrekten Applikation und dieser Ansatz wurde bald wieder verlassen. Zu Beginn der größeren Verbreitung der Intraokularlinsenimplantation weckten Miller und Mitarbeiter (1977) erneut Interesse an dieser Substanz. Balazs patentierte eine ultrareine Form des Natriumhyaluronats und berichtete über die Anwendung im Rahmen der intraokularen Chirurgie (1979).

Die Hersteller von Natriumhyaluronat betonen die Bedeutung der Reinheit der Substanz. Verschiedene eigene Methoden sollen diese hohe Qualität gewährleisten. Eine Vielzahl an Quellen dient der Extraktion von Natriumhyaluronat: z.B. Hahnenkämme, Nabelschnur oder Streptokokkenkulturen (Abb. 28).

Die hochgereinigte Form von Natriumhyaluronat aus den einzelnen Quellen hat immer die gleiche Struktur. Das Molekulargewicht kann allerdings deutlich variieren und stellt in bezug auf die physikalischen Eigenschaften einen zu berücksichtigenden Einflußfaktor dar.

Zur Herstellung von Natriumhyaluronat durch mikrobielle Fermentation mittels Streptokokken wurde ein spezieller Produktionsprozeß entwickelt. Es ist möglich, Natriumhyaluronat mit verschiedenen Molekulargewichten für verschiedene pharmazeutische wie auch kosmetische Einsatzbereiche herzustellen. So produziert beispielsweise die Firma Fermentech (London, Eng-

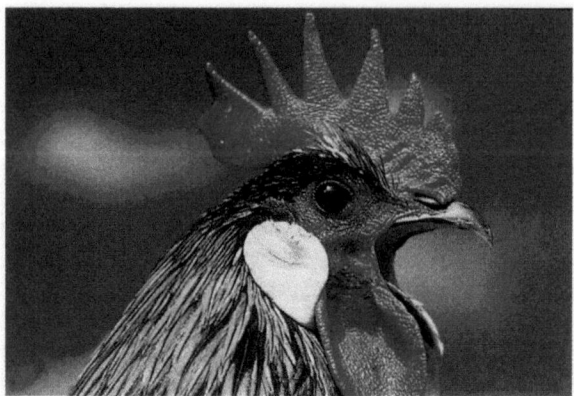

**Abb. 28.** Hahnenkopf mit Hahnenkamm, aus dem Hyaluronsäure u. a. extrahiert werden kann

land) ebenfalls Natriumhyaluronat durch mikrobielle Biofermentation. Dies erfolgt jedoch durch einen kontinuierlichen Prozeß im Gegensatz zu den sonst üblichen Batchprozessen. Bei Batchkulturen befinden sich die Zellen an unterschiedlichen Punkten in ihrem Zellzyklus und somit in unterschiedlichen metabolischen Zuständen. Das heißt, daß einige Organismen gerade Natriumhyaluronat synthetisieren, während andere es degradieren. Die Folge ist ein hoher Umsatz an den Zellwänden mit unerwünschten Inhaltsstoffen wie diversen Säuren. Bei der kontinuierlichen Fermentation ist dieser Zellwandumsatz minimiert und durch eine gezielte Alteration der Wachstumsbedingungen in der Kultur ist es möglich, Natriumhyaluronat mit unterschiedlichem Molekulargewicht herzustellen. Es wird kontrovers diskutiert, ob nun das Natriumhyaluronat von Hahnenkämmen oder das von der bakteriellen Biofermentation die konsistentere Substanz mit geringster Proteinbeimengung darstellt.

Das erste kommerziell erhältliche Natriumhyaluronat war Healon®. Es wurde von Balazs, der seine Rechte an Pharmacia (Uppsala, Schweden) verkaufte, über die Firma Biomatrix entwickelt. Healon® wurde 1980 eingeführt. Einige der Effekte von Natriumhyaluronat werden durch die Beeinflussung bestimmter Zellfunktionen, wie z.B. Inhibition von In-vitro-Migration von Granulozyten, Makrophagen und Lymphozyten, Inhibition der phagozytotischen Aktivität von Makrophagen und Granulozyten, Inhibition der Prostaglandinfreisetzung, Inhibition der Lymphozytentransformation sowie In-vitro-Inhibition des Wachstums vaskulärer Endothelzellen, bedingt (Balazs, 1983; Balazs, 1986). Zunächst kamen weitere Viskoelastika aus Hyaluronsäure von Hahnenkämmen ebenfalls auf den Markt, wie z. B. Amvisc®, das sich von Healon jedoch in einigen Aspekten unterscheidet. So weist Healon® neben einer anderen Pufferlösung auch beispielsweise ein anderes UV-Lichtabsorptionsspektrum im Bereich von 230–330 nm auf, was die Gegenwart weiterer biologischer Substanzen wahrscheinlich macht (Leith et al., 1987).

Jede Natriumhyaluronatlösung beherbergt auch ein gewisses inflammatorisches Potential, das von von Charge zu Charge variiert (McKnight, Giangiacomo & Adelstein, 1987). Es ist unabhängig vom Ursprung, der Konzentration oder der Aminosäurenzusammensetzung (Hultsch, 1980). Dieses inflammatorische Potential wird am besten durch die intravitreale Injektion in das Auge des Eulenaffen bestimmt, der eine Spaltlampenuntersuchung der Entzündungsreaktion in der Vorderkammer und im Glaskörper folgt. Dieses Verfahren hat sich als eine reproduzierbare biologische Untersuchung etabliert.

Ein Autoklavieren von Natriumhyaluronat erzeugt eine signifikante Depolymerisation und eine Änderung der Viskosität (s. u.; Kim, 1987). Für die relativ hohen Kosten einer Natriumhyaluronatlösung sind die beträchtlichen technologischen Anforderungen für die Produktion einer nicht inflammatorischen Zusammensetzung bei einem festgesetzten Molekulargewicht verantwortlich.

Natriumhyaluronatlösungen, außer AMO®Vitrax® und Rayvisc®, müssen zum Erhalt ihrer physikochemischen Eigenschaften kühl gelagert werden.

## Hydroxypropylmethylcellulose

Methylcellulose ist in der Natur weit verbreitet und kommt z. B. in Baumwolle oder Holz, jedoch nicht in Tieren oder im Menschen vor.

Hydroxypropylmethylcellulose (HPMC) wird aus Methylcellulose synthetisiert.

Die 1%ige Methylcelluloselösung wurde von Fechner (1977) erstmals zur Beschichtung der IOL kurz vor der Implantation im Rahmen der Kataraktoperation beschrieben. Die 2%ige Lösung war im Vergleich zur 1%igen Lösung geeigneter, Raum aufrecht zu erhalten (Fechner, 1983). In der Ophthalmologie ist Methylcellulose als Gleit- und Kontaktgel z. B. bei der Kontaktglasuntersuchung oder auch als Grundlage für Augentropfen schon seit längerem bekannt. Die hochgereinigte Hydroxypropylmethylcellulose besteht aus langen Glukosemolekülketten, deren Hydroxygruppen bis zu 29% durch Methoxypropylseitenketten bzw. bis zu 8,5% durch Hydroxypropylseitenketten ersetzt wurden. Diese Seitenkettensubstitution verleiht dem HPMC eine höhere Hydrophilie als reine Methylcellulose. Fechner beschrieb eine Methode zur Reinigung von HPMC, die später noch leicht modifiziert wurde (Fechner, 1977; Fechner, 1985). Mittlerweile wird eine Vielzahl an HPMC-Produkten unterschiedlicher Konzentration und mit unterschiedlichem Molekulargewicht hergestellt (vgl. Tabelle im Anhang). Erstmalig in den USA wurde HPMC kommerziell von der Firma Barnes & Hind hergestellt und von der FDA zugelassen.

Viele HPMC-Produkte wie z. B. Ocucoat® werden vornehmlich unter dem Aspekt der Viskoadhärenz vertrieben, weniger als echte viskoelastische Substanzen. Ihre Benetzungseigenschaften durch den vergleichsweise kleinen Wasserkontaktwinkel und die niedrige Grenzflächenspannung stehen im Vordergrund im Vergleich zu anderen positiv anzusehenden Viskoelastika-Eigenschaften. Eine Vielzahl an Untersuchungen belegen, daß HPMC eine sichere und effektive viskoelastische Substanz für die Kataraktoperation mit Linsenimplantation für die Anwendung beim Tier wie auch beim Menschen ist (Aron-Rosa et al., 1983; Baba, Kasahara & Momose, 1987; Bigar et al., 1988;

Kerr Muir et al., 1987; Liesegang, Bourne & Ilstrup, 1986; MacRae et al., 1983; Smith et al., 1984; Steele, 1989; Thomsen, Simonsen & Andreassen, 1987). Kritisch darf jedoch angemerkt werden, daß HPMC nicht im menschlichen oder tierischen Organismus vorkommt und somit nicht physiologisch ist. HPMC wird im vorderen Augenabschnitt nicht vollständig metabolisiert. Nachdem das HPMC das Trabekelmaschenwerk passiert hat, ist sein weiteres Schicksal im Körper noch immer unklar.

HPMC wurde unabhängig vom Molekulargewicht, von der Konzentration oder der Viskosität innerhalb von 48 Stunden aus der Vorderkammer des Kaninchenauges eliminiert (Ehrich, Höh & Kreiner, 1990). Eine enzymatische Degradation von HPMC war im Auge allenfalls minimal nachweisbar (Fernandez-Vigo, Refojo & Jumblatt, 1989). HPMC rief im Tierversuch nach der Applikation in den Glaskörper in Abhängigkeit von der Präparation schwere Entzündungsreizzustände hervor (Koster & Stilma, 1986). Die beispielsweise durch einzelne Krankenhausapotheken hergestellten Mischungen enthalten mitunter verschiedene feste Anteile (Rosen & Gregory, 1989). Dabei handelt es sich überwiegend um pflanzliche Partikel des Ausgangsmateriales, die trotz Zubereitung im Endprodukt verbleiben (Kwitko & Belfort, 1991; Rosen, Gregory & Barnett, 1986). Die Ursache hierfür liegt in der Abhängigkeit der Löslichkeit von HPMC von der Temperatur. Kommt es zur Aggregation des HPMC und Annahme einer Gelform, so ist die Produktion einer intraokularen Lösung, die frei von Partikeln ist, erschwert. Weiterhin bilden sich relativ leicht kristalline Komplexe innerhalb der Lösung. Beide Produktionsprobleme, Aggregation und Kristallkomplexbildung, sind durch die kommerzielle Präparation mit angemessenen Filtrationsprozessen im Rahmen der Herstellung lösbar. Leider existiert derzeit keine Richtlinie für die Reinheit eines HPMC-Produktes für die intraokulare Anwendung entsprechend beispielsweise den Reinheitskriterien des Deutschen Apotheker Bundes. So darf die untersuchte Probenmenge (10 µg) einer Augensalbe höchstens 20 Teilchen enthalten, die größer als 25 µm sind, höchstens 2 Teilchen größer als 50 µm und kein Teilchen größer als 90 µm enthalten.

HPMC wird in der Regel durch Autoklavieren sterilisiert. Dies darf als ein Vorteil im Vergleich zu anderen viskoelastischen Substanzen angesehen werden, da HPMC den Autoklavierungsprozeß unbeschadet übersteht. Bei HPMC liegt jedoch eine Tendenz zur Kontamination mit Mikroorganismen vor. Daher muß nach dem Autoklavierungsprozeß besondere Obacht auf die vollständige Entfernung aller Endotoxine und Exotoxine durch Filtration gegeben werden. Die Qualitätskontrolle ist hier von besonderer Bedeutung, da HPMC-Produkte Präzipitate enthalten können. Die leichte Verfügbarkeit, die Möglichkeit der Lagerung bei Raumtemperatur und die geringen Kosten von HPMC-Produkten sind als vorteilhaft anzusehen. Die zur Erlangung einer hohen Reinigungsstufe erforderlichen biotechnischen Fertigungsprozesse können jedoch mitunter recht kostenintensiv sein. Hydroxypropylmethylcellulose ist bei Raumtemperatur 3 Jahre haltbar.

## Chondroitinsulfat

Chondroitinsulfat ist Bestandteil der menschlichen extrazellulären Matrix. Es stellt im Gegensatz zum Natriumhyaluronat, das überwiegend in weichen Geweben wie Kammerwasser, Glaskörper oder auch Synovialmembranen nachweisbar ist, die Hauptpolysaccharidkomponente von festeren Gewebeanteilen, wie zum Beispiel Knorpel, dar. In der Hornhaut liegt die höchste Konzentration an Chondroitinsulfat vor. Chondroitinsulfat ist, ähnlich wie Natriumhyaluronat, ein Polysaccharid und wird überwiegend aus Haifischknorpel gewonnen. Während der Biosynthese von Chondroitinsulfat werden die Zuckereinheiten an eine Proteinkette angefügt. Im natürlichen Zustand existiert Chondroitinsulfat nicht als freies Polysaccharid, sondern als ein Bestandteil von Protein-Polysaccharidmolekülen, als sogenanntes Proteoglykan. Im Gegensatz zu Natriumhyaluronat enthält es Sulfatreste, die eine doppelt negative Ladung bewirken. Diese negativen Ladungen pro wiederkehrender Einheit des Chondroitinsulfats tragen zur hohen Adhärenz an positiv geladenen Gewebsanteilen bei. Die Beschichtung von Intraokularlinsenoberflächen mit Chondroitinsulfat führt zu einer Reduktion der elektrostatischen Interaktion zwischen der IOL und dem Endothel (Harrison et al., 1982). Das Molekulargewicht von Chondroitinsulfat beträgt etwa 20 000 Dalton (Tab. 4). Die Kettenlänge der Moleküle ist relativ kurz: Während die Länge der Molekülkette von Natriumhyaluronat annähernd 10 000 nm beträgt, ist sie bei Chondroitinsulfat lediglich etwa 50 nm lang (Bothner & Wik, 1983).

Aufgrund der niedrigen Viskosität in Ruhe wird die 20%ige Lösung von Chondroitinsulfat als nützliches Agens zur Benetzung von Gewebe angesehen (Soll et al., 1980). Zur Aufrechterhaltung von Raum oder zum Trennen von Gewebe ist es jedoch wenig geeignet. Die Anhebung der Konzentration und Viskosität (z. B. 50 %iges Chondroitinsulfat) führte dazu, daß die Substanz sehr hyperosmotisch wurde und die Anwendung eine endotheliale Dehydratation mit Zellschädigung bewirkte (MacRae et al., 1983; Soll et al., 1980). Viscoat® stellt eine 1:3-Mischung von 4%igem Chondroitinsulfat und 3%igem Natriumhyaluronat dar. Im Rahmen der Herstellung von Viscoat® wird das Natriumhyaluronat durch bakterielle Fermentation über gentechnologische Produktionsschritte gewonnen, das Chondroitinsulfat durch Extraktion aus Haifischknorpel. Die Mischung beider Substanzen, Natriumhyaluronat und Chondroitinsulfat, soll vom Ansatz her die jeweiligen postiven Eigenschaften,

**Tabelle 4.** Tabellarischer Vergleich der Anzahl an Disaccharideinheiten, des Molekulargewichts und der Kettenlänge von Hyaluronsäure und Chondroitinsulfat

| Substanz | Disaccharideinheiten (n=) | Molekulargewicht (D) | Länge (nm) |
|---|---|---|---|
| Disaccharideinheit | 1 | 400 | 1 |
| **Chondroitinsulfat** | 50 | 20 000 | 50 |
| **Hyaluronsäure** | | | |
| niedriges Molekulargewicht | 1 000 | 400 000 | 1 000 |
| hohes Molekulargewicht | 10 000 | 4 000 000 | 10 000 |

nämlich hohe Viskosität und raumtaktische Effektivität des Natriumhyaluronats, gute Benetzungsfähigkeit und Zellprotektion des Chondroitinsulfats, miteinander vereinen.

## Polyacrylamid

Polyacrylamid (Orcolon®) findet vornehmlich aus historischem Interesse Erwähnung. Es wurde von der Firma Optical Radiation Cooperation (ORC, Azusa, Kalifornien, USA) als eine rein synthetische viskoelastische Substanz hergestellt. Das schon seit Jahren bei der Elektrophorese und Chromatographie verwendete Polyacrylamid, ein Polymer des Acrylamids, stellte den Hauptbestandteil der Substanz. Es bestand aus langen Kohlenstoffketten, ähnlich wie bei Fettsäuren oder Karotenoiden. Eine gekühlte Aufbewahrung war nicht erforderlich.

Orcolon® verläßt das Auge bereits in wenigen Stunden, jedoch erfolgt die abschließende Degradation und Elimination durch die Leber und Milz erst nach einigen Wochen. In der Hoffnung, die Viskösität anzuheben, wurden verschiedene Zutaten hinzugefügt. Polyacrylamid weist einen kleinen Wasserkontaktwinkel auf, was die Benetzungsfähigkeit erhöht. In ersten Untersuchungen an Hasen und Affen erwies sich Polyacrylamid zunächst als sicher und mit 1%igem Natriumhyaluronat im Hinblick auf die Augeninnendruckentwicklung und die postoperativen biomikroskopischen sowie rasterelektronenmikroskopischen Befunde des Endothels vergleichbar (Roberts & Pfeiffer, 1989). Es wurde deshalb bei der Kataraktchirurgie eingesetzt. In einem prospektiven, randomisierten Vergleich mit Healon® fanden sich innerhalb von 3 Monaten nach ECCE keine statistisch signifikanten Unterschiede hinsichtlich des postoperativen Augeninnendrucks und des Endothelzellzahlverlustes (Mortimer, Sutton & Henderson, 1991). Jedoch wurde nach dem Einsatz von Polyacrylamid bei einigen Augen die Entstehung eines späten Sekundärglaukoms beobachtet, und das Polyacrylamid wurde von der Firma freiwillig vom Markt genommen (Herrington, Ball & Updegraff, 1993; Siegel et al., 1991). Als wahrscheinliche Ursache wird quervernetztes Polyacrylamid (sog. Mikrogel) angesehen, das im Schlemmschen Kanal und Trabekelmaschenwerk von Rinder-, Affen- und Menschenaugen akkumulierte und einen spät postoperativen Augeninnendruckanstieg hervorrief (Kaufman et al., 1994).

## Kollagen

Menschliches plazentales Kollagen von Typ 4 scheint eine möglicherweise nützliche viskoelastische Substanz zu sein (Charleux et al., 1987). Kollagen ist ein Protein aus der menschlichen Basalmembran, wohingegen die übrigen viskoelastischen Substanzen Polysaccharide darstellen. Verschiedene Präparationen des Kollagens können in Abhängigkeit von der Temperatur, vom pH-Wert und der Ionenzusammensetzung produziert werden (Bothner & Wik,

1989). Zum gegenwärtigen Zeitpunkt liegen nur wenige Informationen über die geeigneteste Quelle oder den für die intraokulare Anwendung am geeignetesten Kollagentyp vor. Kollagen Typ IV enthält jedoch im Vergleich zu Typ I, II und III keine sichtbaren Fibrillen, weshalb es sich zur Herstellung einer transparenten Flüssigkeit anbietet. Das kommerzielle Produkt wird unter dem Namen Collagel® vertrieben und soll ein Molekulargewicht von mehr als 1 Mio. Dalton aufweisen. Jedoch beinhaltet die intraokulare Anwendung eines jeden Proteins, wie auch die des Kollagens, verschiedenartige Komplikationsmöglichkeiten (Balazs, 1989). Menschliches Kollagen (Collagel®) wurde bisher in sehr wenigen klinischen Untersuchungen evaluiert (Charleux et al., 1987; Charleux et al., 1989) Bleckmann und Mitarbeiter (1992) fanden beim Vergleich von Collagel® mit Healon® an 48 Augen im Rahmen der Kataraktoperation mit IOL-Implantation bezüglich des Augeninnendrucks, der Hornhautdicke, des Endothelzellverlusts und der Sehschärfe keinen statistisch signifikanten Unterschied. Schweinekollagen wird als Implantat im Rahmen der tiefen Sklerektomie angewendet (Fa. STAAR Surgical, Monrovia, Kalifornien, USA).

## Cellugel®

Das Viskoelastikum Cellugel® besteht aus einem synthetischen Polymer modifizierter Karboanhydrate mit einem Molekulargewicht von ca. 100 000 Dalton und einer Viskosität zwischen 12 000 bis 15 000 cps bei 25 °C. Es kann autoklaviert werden, benötigt keine Kühlung, und kann bei Raumtemperatur für ca. 2 Jahre gelagert werden.

Weitere Substanzen als Grundlage für viskoelastische Substanzen wurden vorgeschlagen, erlangten jedoch keine klinische Relevanz (Karel et al., 1997).

# KAPITEL 4

## Produktspezifikationen

### Angaben der Hersteller zu ihren Viskoelastika

Um die Angaben der Firmen zur Viskosität besser interpretieren zu können, ist die Kenntnis des folgenden Zusammenhangs von Bedeutung: Je höher das Molekulargewicht bei niedriger Scherrate ist, desto höher ist auch die Viskosität (s.o.). Vergleicht man die Angaben der Firmen bzw. Hersteller zu ihren Viskoelastika, so fallen beispielsweise folgende Unstimmigkeiten auf: Für Morcher Oil® Plus wird trotz höherer Konzentration und höheren Molekulargewichtes die gleiche Viskosität angegeben wie bei Morcher Oil®. Für Healon® GV wird trotz gleicher Konzentration und gleichen Molekulargewichtes wie Viscorneal® Plus eine vierfach höhere Viskosität in Ruhe angegeben (Abb. 29). Darüber hinaus werden beispielsweise von den Firmen für das gleiche Viskoelastikum (HSO®, Morcher Oil®, Microvisc®, bzw. auch für HSO® Plus, Morcher Oil® Plus oder Microvisc® Plus) von ein und demselben Hersteller (Bohus Biotech, Strömstad) unterschiedliche Angaben zu dem Viskoelastikum mitgeteilt. Diese Unterschiede in den Angaben der Vertreiberfirmen bzw. Hersteller könnten darin begründet sein, daß unterschiedliche Berechnungsmodi zur Erlangung der Nullscherviskosität, unterschiedliche Bezugsscherraten, verschiedene Meßgeräte zur rheologischen Untersuchung angewendet wurden oder auch unterschiedliche Umgebungstemperaturen oder chargenabhängig unterschiedliche Molekulargewichtsverteilungen vorlagen.

Für Hyaluronate und hyaluronathaltige Viskoelastika ist überwiegend eine kühle Lagerung (2–8° Celsius) erforderlich. Sie sollten vor einer längeren Exposition mit Licht und Temperaturen unter 0° Celsius geschützt werden. Etwa 30 Minuten vor der Verwendung sollte das Präparat in Abhängigkeit von der Substanzmenge aus dem Kühlschrank entnommen werden, da die Lösung vor dem Einsatz Raumtemperatur erreicht haben sollte. Für die Injektion werden überwiegend Kanülengrößen von 25 (Rayvisc®), 27 (u.a. Healon®, Healon® GV, Provisc®, Viscoat®) bis zu 30 G empfohlen.

Ähnliche Ungereimtheiten ergeben sich auch bei der kritischen Analyse der Angaben für die Hydroxypropylmethylcellulose-Produkte (Abb. 30). So wird beispielsweise für Visco Shield® im Vergleich zu HPMC Ophthal® H die gleiche Konzentration, aber ein deutlich höheres Molekulargewicht angegeben, jedoch soll die Viskosität in Ruhe von Visco Shield® geringer sein.

| Präparat | Polymer | Konz. (%) | Mol.-Gew. (D) | Viskosität (mPas) |
|---|---|---|---|---|
| Microvisc Plus | NaHA | 1,4 | 7,9 Mio | o. A. |
| Morcher Oil Plus | NaHA | 1,4 | 7,9 Mio | 1 Mio |
| Morcher Oil | NaHA | 1 | 6,1 Mio | 1 Mio |
| Microvisc | NaHA | 1 | 5 Mio | o. A. |
| Healon GV | NaHA | 1,4 | 5 Mio | 2 Mio |
| Viscorneal Plus | NaHA | 1,4 | 5 Mio | 500 000 |
| Allervisc Plus | NaHA | 1,4 | 5 Mio | 500 000 |
| Viscorneal | NaHA | 1 | 5 Mio | 200 000 |
| Allervisc | NaHA | 1 | 5 Mio | 200 000 |
| Healon 5 | NaHA | 2,3 | 4 Mio | 7 Mio |
| HSO Plus | NaHA | 1,4 | 4 Mio | 4,8 Mio |
| HSO | NaHA | 1 | 4 Mio | 1 Mio |
| Healon | NaHA | 1 | 4 Mio | 200 000 |
| Dispasan Plus | NaHA | 1,5 | > 3 Mio | 2,5 Mio |
| Visko Plus | NaHA | 1,4 | 3 Mio | 500 000 |
| Biolon | NaHA | 1 | 3 Mio | 115 000 |
| Dispasan | NaHA | 1 | > 2 Mio | 35 000 |
| Visko | NaHA | 1 | 2 Mio | 300 000 |
| Amvisc Plus | NaHA | 1,6 | 1,5 Mio | 60 000 |
| Provisc | NaHA | 1 | > 1,1 Mio | 50 000 |
| Rayvisc | NaHA | 3 | 800 000 | 50 000 |
| AMO Vitrax | NaHA | 3 | 500 000 | 40 000 |
| Viscoat | NaHA | 3 | > 500 000 | ca. 40 000 |
| | CS | 4 | 22 500 | |

**Abb. 29.** Vergleichende Auflistung der Eigenschaften (Konzentration, Molekulargewicht und Viskosität bei Geschwindigkeitsgradient 0) einer Auswahl verschiedener, kommerziell erhältlicher Hyaluronsäure-Produkte (aufgelistet nach abnehmender Molekulargewichtsgröße; nach Angaben der Hersteller)

Diese Abweichungen legen es nahe, die Produktinformationen der Hersteller kritisch zu beurteilen.

Bei HPMC-Produkten reicht eine Lagerung bei Zimmertemperatur aus. Empfohlene Kanülengrößen für die Injektion von HPMC-Produkten sind 20 G (Ocucoat®) bis maximal 25 G (HPMC Ophthal® L), also breitere Kanü-

| Präparat | Polymer | Konz. (%) | Mol.-Gew. (D) | Viskosität (mPas) |
|---|---|---|---|---|
| La Gel | HPMC | 1,8 | 1,3 Mio. | 40 000 |
| Visco Shield 2% | HPMC | 2 | 800 000 | 40 000 |
| HPMC-Ophthal H | HPMC | 2 | 250 000 | 55 000 |
| Acrivisc | HPMC | 2 | 86 000 | 4 500 |
| Adatocel | HPMC | 2 | 86 000 | 4 500 |
| PeHa-Visco | HPMC | 2 | 85 000 | 4500 |
| Ocucoat | HPMC | 2 | 80 000 | 4 000 |
| HPMC-Ophthal L | HPMC | 2 | 80 000 | 4 800 |
| Coatel | HPMC | 2 | > 8 500 | 5 000 |

**Abb. 30.** Vergleichende Auflistung der Eigenschaften (Konzentration, Molekulargewicht und Viskosität bei Geschwindigkeitsgradient 0) verschiedener, kommerziell erhältlicher Hydroxypropylmethylcellulose-Produkte (nach Angaben der Hersteller)

lenöffnungen, da das pseudoplastische Vermögen überwiegend geringer ausgeprägt ist als bei hyaluronsäurehaltigen Viskoelastika (s. u.).

## Eigene vergleichende Untersuchungen

Durch diesen Umstand motiviert, untersuchten wir vergleichend alle derzeit auf dem deutschen Markt befindlichen Viskoelastika mit dem Meßsystem Advanced Rheometric Expansion System (Abb. 31; ARES) und dem RMS 800 (Rheometric Scientific Inc., Piscataway, USA) hinsichtlich ihrer physikochemischen Eigenschaften. Zur Beschreibung der viskoelastischen Eigenschaften einer Substanz werden üblicherweise drei Parameter verwendet: Das Elastizitätsmodul ($G'$), das Viskositätsmodul ($G''$) und der Phasenwinkel ($\delta$). Ein Rheometer ermittelt den komplexen Modulus ($G^*$) und den Phasenwinkel, aus denen das Elastizitätsmodul und Viskositätsmodul berechnet werden.

Bestimmt wurden also die sogenannten Schermodule $G'$, das Elastizitätsmodul, und $G''$, das Viskositätsmodul. Das Elastizitätsmodul ist definiert als Beziehung des elastischen Drucks (in Phase) zur angewandten Spannung und hängt von der Fähigkeit der Substanz ab, Energie elastisch zu speichern. Es ist also ein Maß für die Anzahl an Interaktionen in einem spezifischen System. Der Wert des Elastizitätsmoduls $G'$ hängt proportional von der Anzahl der Interaktionen und der Stärke einer jeden Interaktion ab. Das Viskositätsmodul $G''$ beschreibt den viskösen Anteil eines viskoelastischen

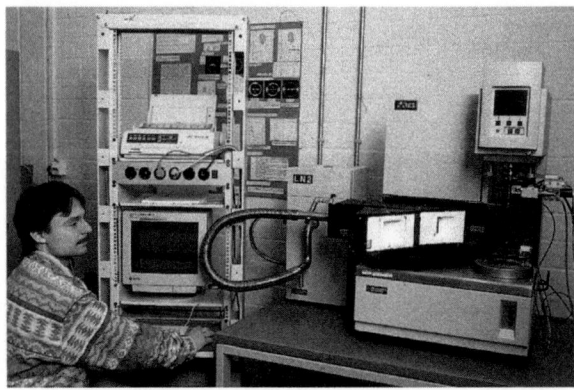

**Abb. 31.** Das für die rheologischen Untersuchungen verwendete ARES-Rheometer (Meßgeometrie: Konus-Platte; Durchmesser: d = 25 mm; Winkel: $a = 0,1$ rad)

Systems. Je höher die Viskosität, desto höher ist der Wert für das Viskositätsmodul.

$G' = G^* \times \cos \delta \, (\tau'/\gamma) = $ Elastizitätsmodul
$G'' = G^* \times \sin \delta \, (\tau''/\gamma) = $ Viskositätsmodul

Der Phasenwinkel $\delta$ beschreibt die Phasenverschiebung zwischen den $\tau$-Vektoren und ist ein Maß für den Grad der Viskoelastizität einer Substanz. Eine vollkommen visköse (Newtonsche) Substanz weist einen Phasenwinkel von 90° auf, wohingegen ein ganz elastischer (Hookscher) Körper einen Phasenwinkel von 0° besitzt. Verwobene Polymernetzwerke weisen einen Phasenwinkel zwischen 0° und 90° auf. Generell gilt folgender Zusammenhang:

$\tan \delta = G''/G'$
$\tau = $ stress = stress constant × torque (g × cm)
$\gamma = $ strain = strain constant × shearing angle of motor (radians)

Die Viskosität als Funktion der ausgeübten Belastung wird somit als dynamische Viskosität $\eta'$ und als komplexe Viskosität $\eta^*$ angegeben:

$\eta' = G''/\omega$

$\eta^* = \sqrt{(G')^2 + (G'')^2}/\omega$

wobei $\omega$ die Frequenz bezogen auf den Kreis darstellt und somit der Frequenz multipliziert mit $2\pi$ entspricht.

Zu den vorherrschenden Meßbedingungen läßt sich folgendes feststellen: Die Raumtemperatur betrug 23 °C. Die Meßdauer im ARES betrug pro Präparat insgesamt 10 Minuten und wurde bei keiner Messung überschritten. Es wurde jeweils von den hohen Frequenzen ausgehend zu den niedrigen Frequenzen gemessen.

Als Meßmethode wurde die Prüfung der dynamischen Frequenzabhängigkeit der komplexen Viskosität $\eta^*$ der zu untersuchenden Substanz verwendet. Die Relaxationszeit wurde über den Schnittpunkt von $G'$ mit $G''$ berechnet, die Nullscherviskosität mittels des sogenannten Ellis-Fit mathematisch extra-

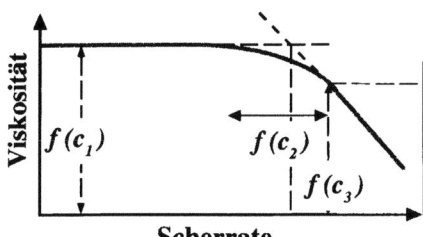

**Abb. 32.** Mathematische Extrapolation der Nullscherviskosität mittels des sogenannten Ellis-Fit: Die Nullscherviskosität ist eine Funktion von $c_1$. Der Übergangsbereich von der Newtonschen Viskositätsamplitude zur Geraden (extrapoliert) wird als Funktion von $c_2$ angesehen. Der erste Punkt der schräg verlaufenden Geraden mit konstanter Steigung (Power Gesetz) wird als eine Funktion von $c_3$ beschrieben

poliert (Abb. 32). Das Viskositätsmodell nach Ellis erlaubt die Berechnung der Nullscherviskosität nach der folgenden Formel (vgl. auch Abb 32):

$$y = \frac{c_1}{[1+\frac{x}{c_2}]^{c_3-1}}$$

Die Nullscherviskosität stellt dabei eine Funktion von $c_1$ dar. Die folgende Abbildung 32 bezieht die Ellismodellkoeffizienten auf die Viskositätsdaten.

Weiterhin wurde der pH-Wert mit dem pH-Meter (Typ CG 818, Fa. Schott Geräte, Hofheim) gemessen. Die Messung erfolgte an insgesamt sechs verschiedenen Viskoelastika-Ampullen pro Produkt, die von den jeweiligen Firmen für diese Untersuchungen überwiegend kostenlos zur Verfügung gestellt wurden.

Im Rahmen von Pilotstudien wurde untersucht, ob die Dauer der Messung einen Einfluß auf die rheologischen Ergebnisse des Viskoelastikums ausübt. Sowohl bei den untersuchten Hyaluronsäure-Produkten als auch bei den HPMC-Produkten kam es nach spätestens 15 Minuten zu einer deutlichen Reduktion der Masse des Viskoelastikums (Abb. 33, 34). Dieser Zusammenhang wurde bisher in der Literatur noch nicht beschrieben. Mit zunehmender Meßdauer kam es zu einer deutlich höher gemessenen Viskosität infolge Massenabnahme wahrscheinlich infolge Verdunstung des dem Viskoelastikum beigefügten Wassers (Abb. 35). Deshalb wurde ein tolerabler Zeitraum für jeweils eine Messung eines Viskoelastikums von 10 Minuten definiert.

Um eine Brücke von den Ergebnissen zur praktischen Relevanz zu schlagen, wird dem jeweiligen operativen Anforderungsprofil die entsprechende wünschenswerte physikochemische Eigenschaft zugeordnet (Tab. 5). Danach wird anhand der eigenen Ergebnisse dargelegt, welches Viskoelastikum dieser Anforderung am nächsten kommt (Arshinoff, 1991).

Bei der Kataraktoperation ist für das Stellen der Vorderkammer eine hohe Pseudoplastizität erstrebenswert, bei der Kapsulotomie/Kapsulorhexis eine hohe Viskosität (Arshinoff, 1992) und bei der Kernentbindung im Rahmen der ECCE eine hohe Pseudoplastizität. Bei der Phakoemulsifikation ist eine niedrige Kohäsion wünschenswert, damit das Viskoelastikum das Auge nicht als Ganzes nach dem Einführen des Phakotips wieder verläßt. Während der

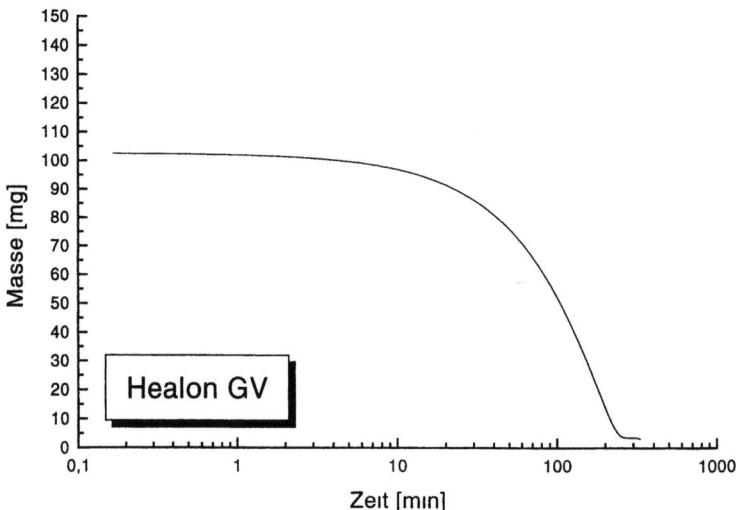

**Abb. 33.** Abnahme der Masse eines Hyaluronsäure-Präparates (Healon® GV) mit zunehmender Zeit

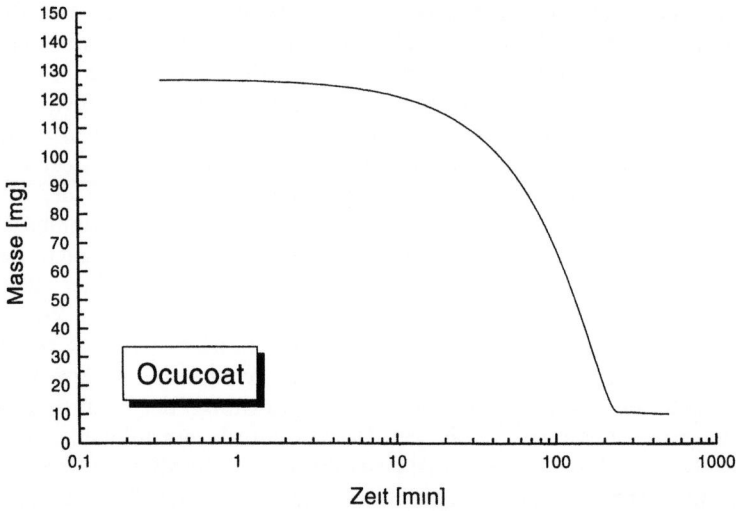

**Abb. 34.** Abnahme der Masse eines HPMC-Präparates (Ocucoat®) mit zunehmender Zeit

Irrigation/Aspiration des Kortex erscheinen gute Benetzungsfähigkeiten als hervorzuhebende Eigenschaft. Zur leicht gängigen Füllung des Kapselsacks benötigen wir eine hohe Pseudoplastizität, während das Offenhalten des Kapselsacks eine hohe Viskosität bei niedrigen Scherraten erfordert. Bei der IOL-Implantation treten zunehmende Scherraten von fünf bis zehn pro Sekunde auf. Somit ist bei der IOL-Implantation eine hohe Pseudoplastizität wünschenswert, um keinen Widerstand während der Implantation zu erfahren.

# Produktspezifikationen

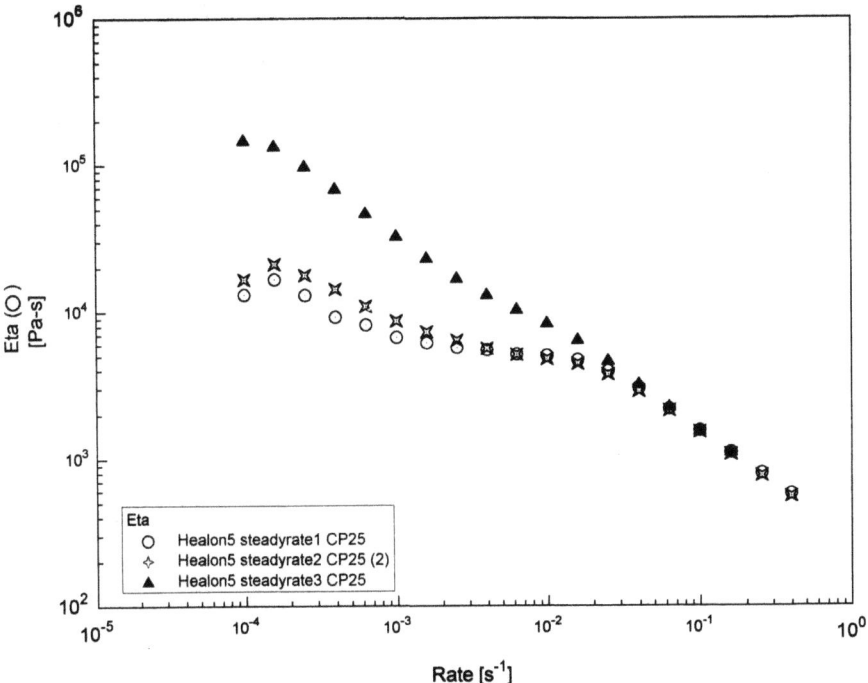

**Abb. 35.** Am Beispiel des Healon® 5 wird deutlich, daß die Viskosität besonders im niedrigen Scherratenbereich mit zunehmender Meßdauer (steadystate 1–3; Meßzeitpunkte: 1 = unmittelbarer Meßbeginn nach Beladen der Meßküvette; 2 = 15 Minuten nach Beladen; 3 = 30 Minuten nach Beladen) zunimmt. Dies unterstreicht die Bedeutung einer Limitierung der Meßvorgangsdauer

**Tabelle 5.** Im Vordergrund stehende Eigenschaften beim Einsatz eines Viskoelastikums während der einzelnen Operationsschritte einer Kataraktoperation [ECCE/Phakoemulsifikation]

| Anforderung | Scherrate ($sec^{-1}$) | Eigenschaft |
|---|---|---|
| Stellen der Vorderkammer | 1 000–10 000 | hohe Pseudoplastizität |
| Kapsulotomie/Kapsulorhexis | 0 | hohe Viskosität in Ruhe |
| Kernentbindung | 2–5 | Pseudoplastizität |
| Emulsifikation | – | niedrige Kohäsion |
| I/A des Kortex | – | gute Benetzungseigenschaften |
| Kapselsackfüllung | 1 000–10 000 | hohe Pseudoplastizität |
| Offenhalten des Kapselsacks | 0 | hohe Viskosität in Ruhe |
| IOL-Implantation | 5–10 | hohe Pseudoplastizität u. Elastizität |
| Entfernung des Visko-elastikums | – | hohe Kohäsion |

(Arshinoff, 1986). Bei der Implantation einer faltbaren Intraokularlinse ist weiterhin eine hohe Elastizität des Viskoelastikum zuträglich, da das Viskoelastikum während der Entfaltung nachgeben und nach der Entfaltung den ursprünglichen Raum wieder einnehmen soll. Eine hohe Kohäsion ermöglicht die leichte Entfernung des Viskoelastikums, z.B. als Bolus.

## Nullscherviskosität

Von den zur Zeit in der Ophthalmochirurgie international verfügbaren hyaluronsäurehaltigen Viskoelastika-Präparaten verfügen Healon® 5, Healon® GV und Microvisc® Plus über die höchste Viskosität in Ruhe, gefolgt von Viscorneal® Plus, das von der Firma Allergan (Ettlingen) unter dem Namen Allervisc® (zuvor Ivisc® Plus) vertrieben wird, und Microvisc®, das u.a. von der Firma Morcher (Stuttgart) unter dem Namen Morcher Oil® (Plus) oder der Firma Polytech (Roßdorf) unter dem Namen HSO® vertrieben wird (Tab. 6; vgl. Abb. 29, Herstellerangaben). Dann folgen in absteigender Reihenfolge Dispasan® (auch Ophthalin®) Plus, Allervisc® (Viscorneal®), Healon®, Biolon® und Provisc® mit einer mittleren Viskosität in Ruhe. Amvisc® Plus, Viscoat® und AMO Vitrax® weisen in der Gruppe der hyaluronsäurehaltigen Viskoelastika die geringsten Nullscherviskositätswerte auf.

Bei den HPMC-Produkten war erwartungsgemäß kaum eine Viskosität in Ruhe nachweisbar. Eine Ausnahme bildete hier das HPMC Ophthal® H, das eine höhere Viskosität aufwies als einige wenige Hyaluronsäure-Produkte. Hingegen erzielten Adatocel®, Acrivisc®, HPMC Ophthal L®, Coatel®, PeHa-Visco® und Ocucoat® recht niedrige Nullscherviskositätswerte (Tab. 6, Abb. 36).

**Tabelle 6.** Nullscherviskosität (Pa sec; nach Extrapolation mittels „Ellis-Fit"; Mittelwert; n = 6)

| Produktname | Nullscherviskosität (Pas) |
|---|---|
| Acrivisc® | 7,3 |
| Adatocel® | 8,3 |
| AMO Vitrax® | 41,3 |
| Amvisc Plus® | 128,2 |
| Biolon® | 243,2 |
| Coatel® | 6,4 |
| Dispasan® | 130,7 |
| Dispasan Plus® | 782,4 |
| Healon® | 243,3 |
| Healon® GV | 2451,4 |
| Healon® 5 | 5524,6 |
| HPMC Ophthal® H | 93,7 |
| HPMC Ophthal® L | 7,0 |
| Microvisc® (HSO®) | 1162,6 |
| Microvisc® (HSO®) Plus | 3662,7 |
| Morcher Oil® | 1253,3 |
| Ocucoat® | 5,9 |
| PeHa-Visco® | 5,0 |
| Provisc® | 207,3 |
| Rayvisc® | 77,5 |
| Viscoat® | 58,3 |
| Viscorneal® (Allervisc®) | 732,9 |
| Viscorneal® (Allervisc®) Plus | 1176,0 |
| Visco Shield® | 59,7 |
| Visko® 1% | 205,9 |
| Visko® 1,4% | 1682,9 |

# Produktspezifikationen

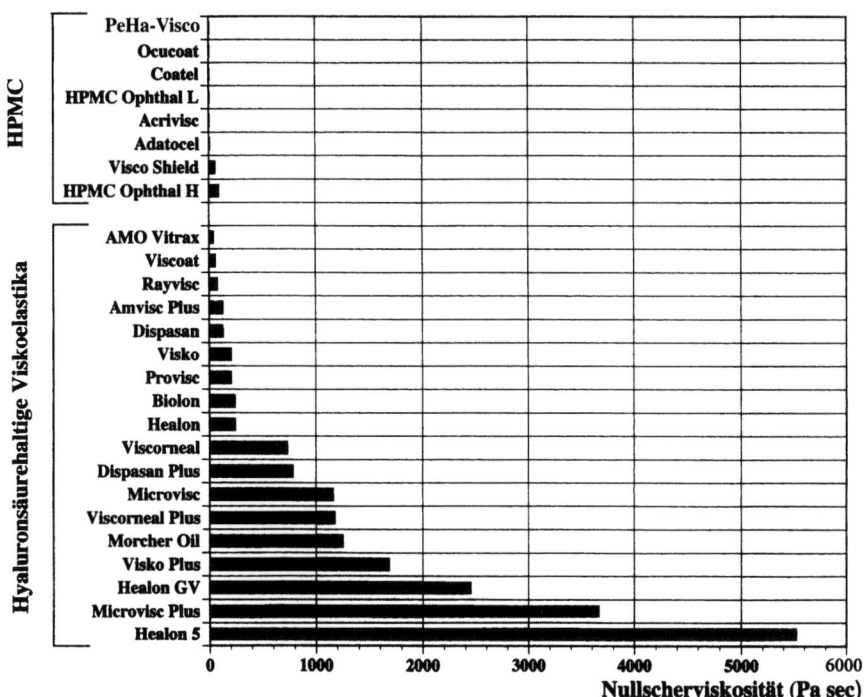

**Abb. 36.** Nullscherviskosität $\eta_0$ (sortiert jeweils nach Substanzgruppe und Ausmaß; in aufsteigender Reihenfolge; n=6)

Das viskoelastische Verhaltensprofil von HPMC Ophthal® H entsprach nahezu dem des Amvisc® Plus, einem Hyaluronsäure-Produkt. Im Gegensatz zu den übrigen HPMC-Produkten war hier sogar eine geringe pseudoplastische Eigenschaft ähnlich wie beim Hyaluronsäure-Produkt zu erkennen. Dieses Ergebnis legt den Schluß nahe, daß eine Einteilung der Viskoelastika in Substanzgruppen nicht immer die funktionellen Unterschiede zutreffend widerspiegelt.

## Pseudoplastizität

Hohe Scherraten werden üblicherweise bei der Injektion von Viskoelastika erreicht. Der „Anschubwiderstand" ist dabei aufgrund der hohen Nullscherviskosität spürbar hoch. Ist der Kolben der Spritze dann jedoch beschleunigt, läßt sich das Viskoelastikum mit geringem Kraftaufwand injizieren, da die Viskosität bei höheren Scherraten abnimmt. Als Maß für diese Pseudoplastizität wurden zwei Quotienten $P_1$ und $P_2$ ermittelt (Tab. 7, Abb. 37).

**Tabelle 7.** Pseudoplastizität $P_1$ (Quotient der Viskosität bei einer Scherrate 0,1/sec und der Viskositat bei einer Scherrate von 100/sec) und $P_2$ (Quotient der Viskosität bei Nullscherrate nach Berechnung mittels Ellis-fit und der Viskosität bei einer Scherrate von 100/sec); Mittelwert (n=6)

| Produktname | Visk. $\eta$ (0,1/sec) | Visk. $\eta$ (100/sec) | $P_1$ | $P_2$ |
|---|---|---|---|---|
| Acrivisc® | 11,32 | 1,45 | 7,81 | 5,03 |
| Adatocel® | 3,76 | 1,39 | 2,70 | 5,97 |
| AMO Vitrax® | 39,21 | 6,18 | 6,34 | 6,68 |
| Amvisc® Plus | 120,89 | 2,99 | 40,43 | 42,88 |
| Biolon® | 175,18 | 1,52 | 115,25 | 160,00 |
| Coatel® | 5,48 | 1,41 | 3,90 | 4,53 |
| Dispasan® | 66,66 | 1,52 | 43,86 | 85,99 |
| Dispasan® Plus | 78,25 | 4,09 | 19,13 | 191,30 |
| Healon® | 156,76 | 1,41 | 111,18 | 172,55 |
| Healon® GV | 783,27 | 3,25 | 241,01 | 754,27 |
| Healon® 5 | 2357,22 | 9,34 | 252,46 | 591,50 |
| HPMC Ophthal® H | 78,25 | 4,09 | 19,13 | 22,91 |
| HPMC Ophthal® L | 6,67 | 1,52 | 4,39 | 4,61 |
| Microvisc® | 689,63 | 1,77 | 389,62 | 656,84 |
| Microvisc® Plus | 1824,3 | 3,32 | 549,49 | 1103,22 |
| Morcher Oil® | 723,02 | 1,91 | 378,54 | 656,18 |
| Ocucoat® | 7,71 | 1,61 | 4,79 | 3,67 |
| PeHa-Visco® | 5,74 | 1,23 | 4,65 | 4,07 |
| Provisc® | 140,45 | 2,00 | 70,23 | 103,65 |
| Rayvisc® | 74,41 | 7,04 | 10,58 | 11,01 |
| Viscoat® | 51,01 | 5,03 | 10,14 | 11,59 |
| Viscorneal® (Allervisc®) | 291,86 | 1,58 | 184,72 | 463,86 |
| Viscorneal® Plus | 536,73 | 2,80 | 191,69 | 420,00 |
| Visco Shield® | 43,08 | 3,11 | 13,86 | 19,20 |
| Visko® | 132,78 | 1,31 | 101,08 | 157,21 |
| Visko® Plus | 691,02 | 3,29 | 209,93 | 511,25 |

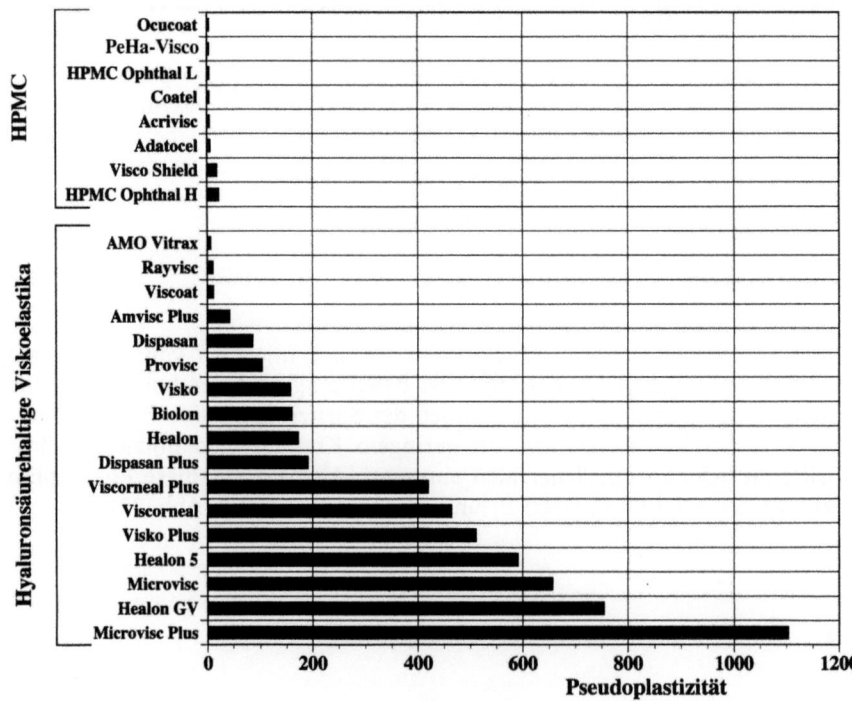

## Relaxationszeit

Bei der Phakoemulsifikation unter Tropfanästhesie bleiben die äußeren Augenmuskeln tonisiert, weshalb man in der Regel hierbei kein „weiches" Auge vorfindet und beispielsweise ein erhöhter Glaskörperdruck auftreten kann. Bei erhöhtem Glaskörperdruck kann sich die Kapsulorhexis oder IOL-Implantation aufgrund der beengten Vorderkammerverhältnisse schwierig gestalten (Abb. 38).

Wichtig in dieser Situation ist neben einer hohen Viskosität des Viskoelastikums bei Nullscherrate aber auch eine anhaltende raumtaktische Effektivität, denn einige Viskoelastika verändern unter Druck von außen auch ohne die Anwendung von Scherkraft ihre molekulare Anordnung und damit ihre Viskosität in Ruhe. Die sogenannte Relaxationszeit spiegelt die Dauer der raumtaktischen Effektivität wider und wird über den Schnittpunkt von $G'/G''$ ermittelt. Die HPMC-Produkte Acrivisc®, Adatocel®, Coatel®, HPMC Ophthal® L, Ocucoat®, PeHa-Visco® wiesen so gut wie keine und die HPMC-Produkte HPMC Ophthal® H und Visco Shield® eine extrem kurzfristige raumtaktische Effektivität auf (Tab. 8, Abb. 39). Das heißt, daß alle HPMC-Produkte vom rheologischen Standpunkt her nicht in der Lage sind, bei einer Kataraktoperation mit hohem Glaskörperdruck die zu stellenden Anforderungen an ein Viskoelastikum erfüllen. Zwar konnten auch einige Hyaluronsäureprodukte wie z.B. AMO Vitrax®, Amvisc® Plus, Dispasan®, Provisc®, Rayvisc®, Viscoat®, Viscorneal® und auch Viscorneal® Plus nur kurz ihre raumtaktische Effektivität aufrechterhalten, aber die Dauer der raumtaktischen

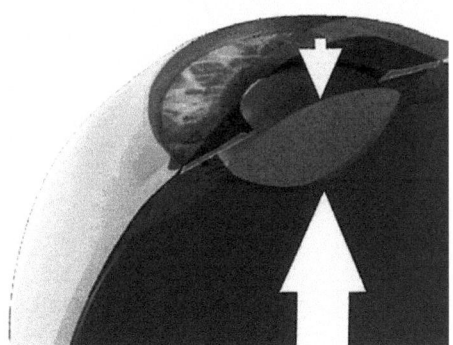

**Abb. 38.** Bei erhöhtem Glaskörperdruck ist ein den Glaskörperdruck antagonisierendes Agens wünschenswert, das unter Druck nicht einfach gleich wieder über den Zugang aus dem Auge gedrückt wird. Das Viskoelastikum sollte also eine hohe Viskosität in Ruhe aufweisen

**Abb. 37.** Pseudoplastizität $P_2$ (Quotient der Nullscherviskosität und der Viskosität bei einer Scherrate von 100/sec); sortiert jeweils nach Substanzgruppe und Ausmaß der Pseudoplastizität; in aufsteigender Reihenfolge; n=6)

**Tabelle 8.** Mittlere Relaxationszeit (sec) als ein Maß für die Dauer der raumtaktischen Effektivität eines Viskoelastikums (n = 6)

| Produktname | Relaxationszeit (sec) |
|---|---|
| Acrivisc® | 0,06 |
| Adatocel® | 0,06 |
| AMO Vitrax® | 0,17 |
| Amvisc® Plus | 2,50 |
| Biolon® | 12,65 |
| Coatel® | 0,06 |
| Dispasan® | 5,99 |
| Dispasan® Plus | 16,57 |
| Healon® | 21,40 |
| Healon® GV | 83,19 |
| Healon® 5 | 87,91 |
| HPMC Ophthal® H | 0,75 |
| HPMC Ophthal® L | 0,06 |
| Microvisc® (HSO®) | 92,40 |
| Microvisc® (HSO®) Plus | 156,89 |
| Morcher Oil® | 90,76 |
| Ocucoat® | 0,06 |
| PeHa-Visco® | 0,06 |
| Provisc® | 7,93 |
| Rayvisc® | 0,32 |
| Viscoat® | 7,32 |
| Viscorneal® (Allervisc®) | 7,44 |
| Viscorneal®Plus | 7,30 |
| Visco Shield® | 0,20 |
| Visko® | 15,62 |
| Visko Plus | 44,65 |

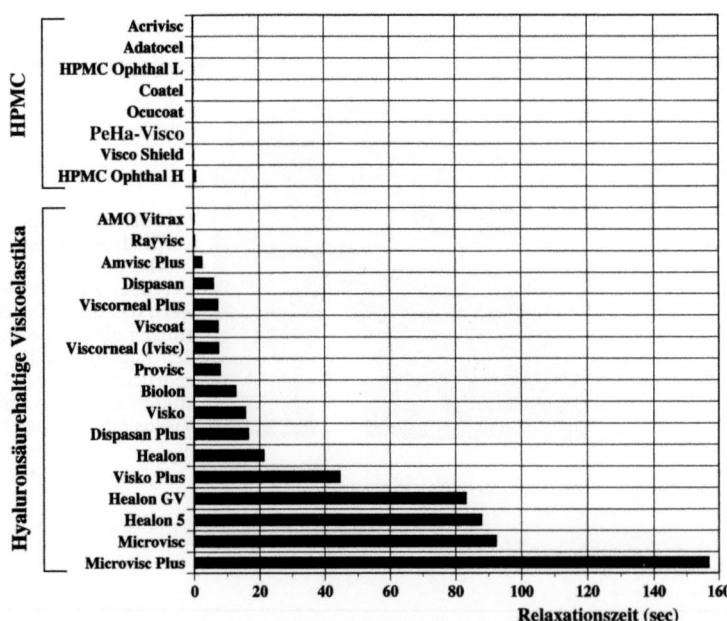

**Abb. 39.** Mittlere Relaxationszeit (sec) als ein Maß für die Dauer der raumtaktischen Effektivität eines Viskoelastikums (sortiert jeweils nach Substanzgruppe und Dauer der Relaxationszeit; in jeweils aufsteigender Reihenfolge; n = 6)

Effektivität war überwiegend länger als die der HPMC-Produkte. Biolon®, Dispasan® Plus, Healon®, Visko® sowie Visko® Plus und besonders Healon® GV, Healon® 5, Microvisc® (HSO®, Morcher Oil®) sowie Microvisc® Plus erwiesen sich als länger raumtaktisch effektiv (Abb. 39).

Die Meßergebnisse des Relaxationsverhaltens eines hoch-viskösen und eines niedrig-viskösen Viskoelastikums sind in den Abb. 40 und 41 dargestellt.

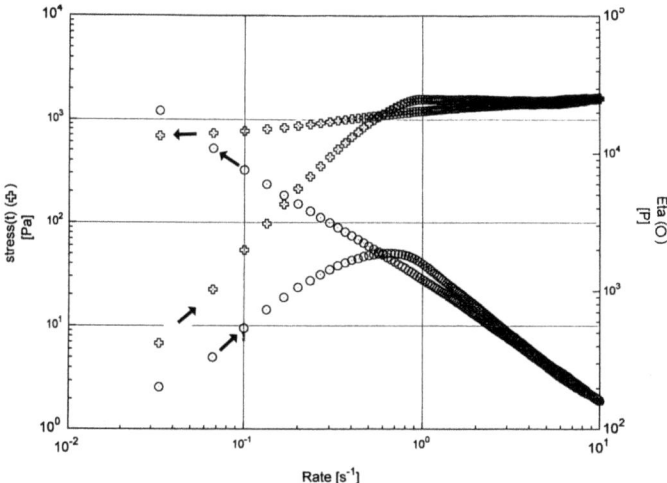

**Abb. 40.** Nach Anregung eines hoch-viskösen Viskoelastikums (Healon® GV, Pfeilerichtung nach rechts) wird die neue Form bei hoher Viskosität auch unter Anwendung von Druck relativ lange gehalten (Pfeilerichtung nun nach links). Die resultierende Relaxationszeit (sec) ist entsprechend lang (vgl. Tab. 8)

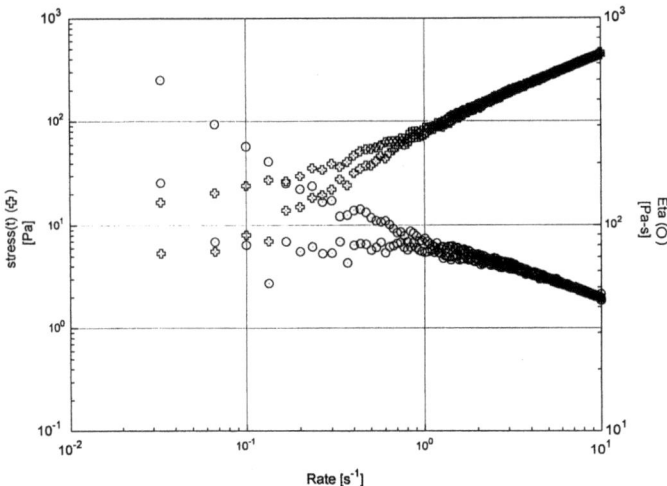

**Abb. 41.** Nach Anregung eines niedrig-viskösen Viskoelastikums (Ocucoat®, Erklärung s. o.) wird die neue Form bei niedrigerer Viskosität (rechte Ordinate) unter Anwendung von Druck fast gar nicht gehalten. Die resultierende Relaxationszeit (sec) ist entsprechend kurz

## Schnittpunkt G'/G'' (Elastizitätsmodul/Viskositätsmodul)

Bei der Implantation von faltbaren Intraokularlinsen ist eine tiefe stabile Vorderkammer sowie eine gleichmäßige Hinterkapselausspannung erstrebenswert. Bei Verwendung eines Injektors dient das Viskoelastikum der Benetzung (s. u.). Das Viskoelastikum sollte nach der Implantation einfach zu entfernen sein, was bei kohäsiven Viskoelastika einfacher erreicht wird. Zusammenfassend wäre also eine hohe Viskosität und eine relativ hohe Elastizität bei niedriger Scherrate als ideal anzusehen. Diese Eigenschaften werden besonders von Viskoelastika wie z.B. Healon® 5, gefolgt von Healon® GV, Microvisc® Plus oder Viscorneal®/Allervisc® Plus erfüllt (Tab. 9, Abb. 42). Viskoelastika, deren G'/G''-Schnittpunkt links von der Frequenz 1 liegt, fühlen sich zwischen den Fingern elastisch an, die Viskoelastika mit G'/G''-Schnittpunkt auf der rechten Seite von 1 fühlen sich viskös an (Abb. 42). Für die Implanatation faltbarer IOL ist eine hohe Viskosität und Elastizität bei mittleren Scherraten (0,1 rad/sec) wünschenswert. Die Viskoelastika rechts von der Scherrate 1 und mit hohem G'/G'' Schnittpunkt sind hierfür besonders geeignet (Abb. 42, vgl. auch Abb. 43 und 44).

**Tabelle 9.** Alphabetische Auflistung der Viskoelastika mit zugehörigen G'/G''-Schnittpunkten und Frequenzen (in rad/sec sowie 1/sec)

| Produktname | Schnittpunkt G'/G'' [Pa] | Frequenz [rad/sec] | Frequenz [Hz] |
|---|---|---|---|
| Acrivisc® | – | >100 | 15,916 |
| Adatocel® | – | >100 | 15,917 |
| AMO® Vitrax® | 287,7 | 37,812 | 6,018 |
| Amvisc® Plus | 64,90 | 2,522 | 0,401 |
| Biolon® | 25,40 | 0,497 | 0,079 |
| Coatel® | – | >100 | 15,914 |
| Dispasan® | 26,69 | 1,048 | 0,167 |
| Dispasan® Plus | 60,98 | 0,379 | 0,060 |
| Healon® | 19,36 | 0,294 | 0,047 |
| Healon® GV | 53,24 | 0,076 | 0,0120 |
| Healon® 5 | 142,38 | 0,072 | 0,0115 |
| HPMC Ophthal® H | 109,57 | 8,433 | 1,342 |
| HPMC Ophthal® L | – | >100 | 15,915 |
| Microvisc® (HSO®) | 24,46 | 0,068 | 0,011 |
| Microvisc® (HSO®) Plus | 51,49 | 0,040 | 0,006 |
| Morcher Oil® | 26,28 | 0,069 | 0,011 |
| Ocucoat® | – | >100 | 15,916 |
| PeHa-Visco® | – | >100 | 15,918 |
| Provisc® | 34,62 | 0,793 | 0,126 |
| Rayvisc® | 268,87 | 19,665 | 3,130 |
| Viscoat® | 175,26 | 16,20 | 2,579 |
| Viscorneal® (Allervisc®) | 22,15 | 0,125 | 0,020 |
| Viscorneal® (Allervisc®) Plus | 45,94 | 0,157 | 0,025 |
| Visco Shield® | 132,92 | 31,129 | 4,954 |
| Visko® | 20,61 | 0,402 | 0,064 |
| Visko® Plus | 65,77 | 0,141 | 0,022 |

# Produktspezifikationen

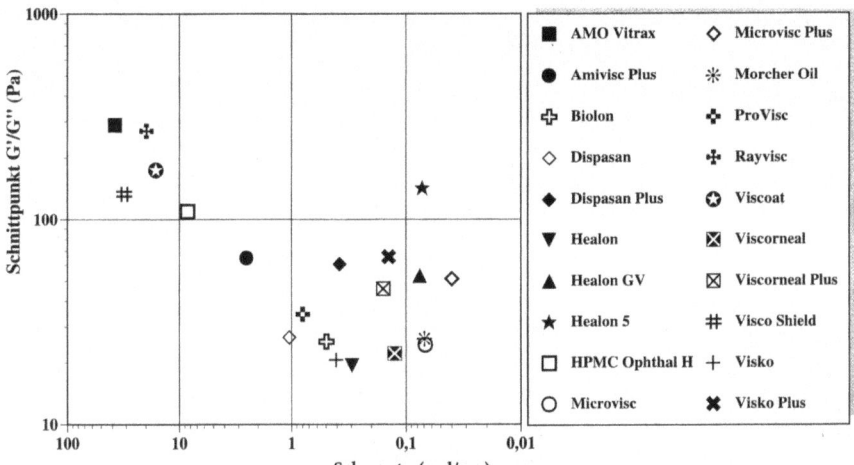

**Abb. 42.** Schnittpunkt G'/G" (Pa) als ein Charakteristikum für das Ausmaß an Viskosität und Elastizität eines Viskoelastikums mit den zugehörigen Frequenzen [in alphabetischer Reihenfolge; n = 6]. Mit steigender Frequenz überwiegen zunehmend die elastischen Eigenschaften des Viskoelastikums (in unterschiedlichem Ausmaß; vgl. individuelle Kurvenverläufe). Die Umrechnung von rad/sec in Hertz erfolgt durch Division mit $2\pi$. Bei fünf HPMC-Präparaten war kein Schnittpunkt zu bestimmen, da dieser jenseits von 100 rad/sec lokalisiert sein muß. Die erwähnten rheologischen Charakteristika lassen sich an dem folgenden Beispiel (Abb. 43 und 44) anschaulich darstellen.

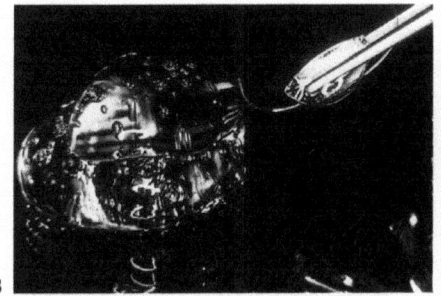
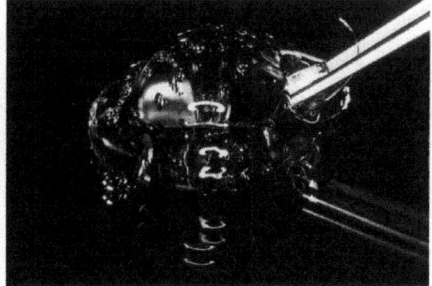

**Abb. 43 und 44.** Eine faltbare IOL läßt sich in ein hoch-visköses Hyaluronsäure-Viskoelastikum (Healon® 5 ) einbringen, ohne daß eine nennenswerte Veränderung der äußeren Form zu verzeichnen ist. Trotz der sehr hohen Viskosität in Ruhe weist dieses Präparat offensichtlich auch eine hohe Pseudoplastizität und Elastizität auf (vgl. Tab. 7)

## pH-Wert

Das Kammerwasser weist normalerweise einen pH-Wert von 7,38 auf. Das ungeschädigte humane Endothel ist in der Lage, schädigende Einflüsse durch intraokular applizierte Lösungen in einem pH-Wert-Bereich von 6,8 bis 8,1 weitestgehend zu kompensieren. Außerhalb dieses Bereiches tritt eine irreversible morphologische und funktionelle Störung des Hornhautendothels auf (Gonnering et al., 1979). Bei kompromittiertem Hornhautendothel wie z.B. Cornea guttata oder Fuchsscher Endotheldystrophie ist dieser pH-Wert-Bereich deutlich kleiner. Vier Viskoelastika lagen mit ihrem mittleren pH-Wert deutlich außerhalb dieses pH-Wert-Bereichs (Tab. 10, Abb. 45). Der kurzzeiti-

**Tabelle 10.** Mittelwert der pH-Werte der untersuchten Viskoelastika (6 unterschiedliche Ampullen)

| Produktname | Mittlerer pH-Wert (± SD) |
|---|---|
| Acrivisc® | 6,3 (±0,07) |
| Adatocel® | 6,31 (±0,05) |
| Dispasan® (Opthalin®) Plus | 6,45 (±0,07) |
| PeHa-Visco® | 6,48 (±0,1) |
| Biolon® | 7,03 (±0,06) |
| Visko® | 7,07 (±0,11) |
| Visko® Plus | 7,1 (±0,14) |
| Provisc® | 7,11 (±0,09) |
| Ocucoat® | 7,18 (±0,06) |
| Amvisc® Plus | 7,2 (±0,12) |
| Coatel® | 7,26 (±0,14) |
| AMO Vitrax® | 7,3 (±0,10) |
| Viscorneal® (Allervisc®) Plus | 7,3 (±0,08) |
| Healon 5® | 7,31 (±0,15) |
| Viscoat® | 7,32 (±0,07) |
| Microvisc® (HSO®) Plus | 7,4 (±0,11) |
| Morcher Oil® | 7,4 (±0,12) |
| HPMC Ophthal® H | 7,43 (±0,06) |
| HPMC Ophthal® L | 7,43 (±0,09) |
| Healon® | 7,44 (±0,08) |
| Viscorneal® (Allervisc®) | 7,44 (±0,10) |
| Microvisc® (HSO®) | 7,45 (±0,13) |
| Healon GV® | 7,5 (±0,07) |
| Dispasan® (Ophthalin®) | 7,78 (±0,09) |

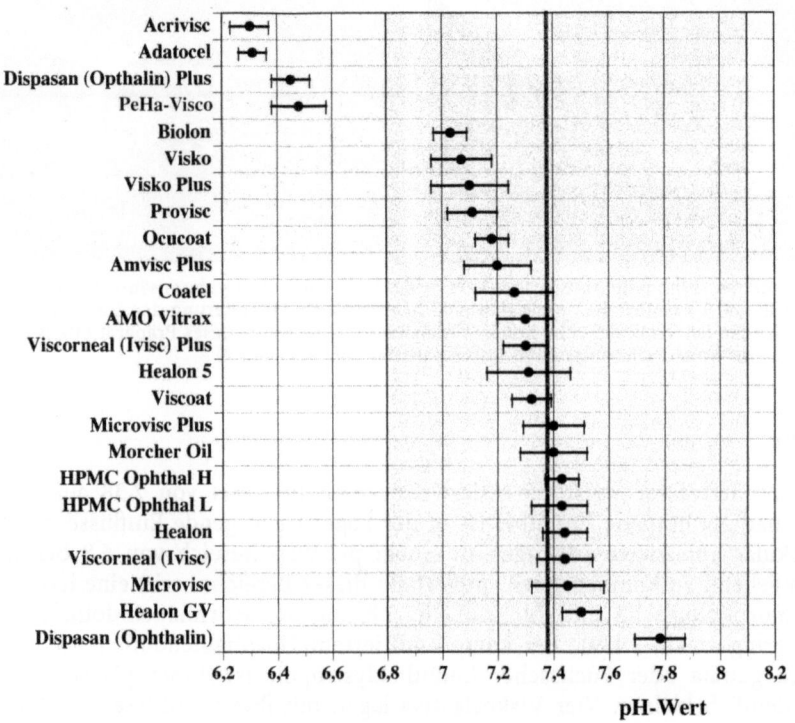

pH-Wert

# Produktspezifikationen

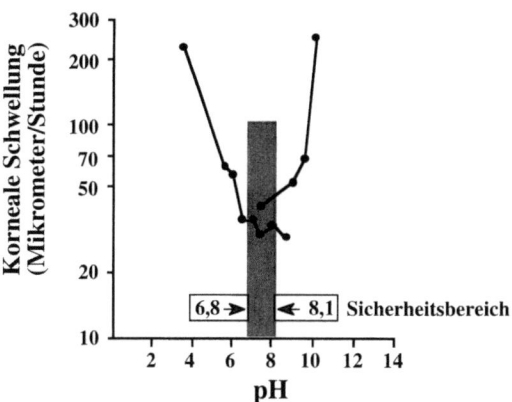

**Abb. 46.** Einfluß des pH-Wertes einer Lösung auf die korneale Schwellung: Im pH-Wertbereich von 6,8 bis 8,1 tritt nur eine geringe Hornhautschwellung auf (Logarithmische Darstellung; mod. nach Gonnering et al., 1979)

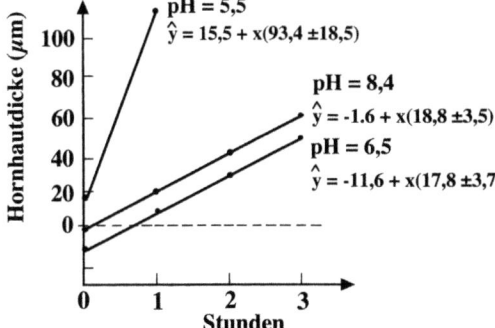

**Abb. 47.** Zeitliche Änderung der menschlichen Hornhautdicke in Abhängigkeit vom pH-Wert der Lösung (mod. nach Gonnering et al., 1979

ge Kontakt einer Lösung mit einem pH-Wert von 6,5 mit gesunden humanen Endothelzellen führte zur Schwellung der Endothelzellen und deren Zellorganellen sowie zur Aufweitung der Interzellulärspalten (Abb. 46 und 47).

◄─────────────────────────

**Abb. 45.** Mittelwert der pH-Werte verschiedener Viskoelastika unter Berücksichtigung des pH-Werts in der Vorderkammer (7,38) sowie des kompensationsfähigen pH-Wert-Bereichs von 6,8 bis 8,1 (sortiert nach aufsteigendem pH-Wert; n=6)

# KAPITEL 5

# Allgemeine Einsatzmöglichkeiten von Viskoelastika

Die vielfältigen physikochemischen Eigenschaften der viskoelastischen Substanzen bedingen ihre wünschenswerten und unerwünschten Eigenschaften beim klinischen Einsatz. Da es für alle klinischen Belange keine *ideale* Substanz gibt, empfiehlt es sich, die verschiedenen Charakteristika für die jeweilige Anforderung zu berücksichtigen. Georg Eisner beschrieb viskoelastische Substanzen als ein Werkzeug für raumtaktische Maßnahmen (Gewebstaktik, Raumtaktik und Oberflächentaktik) mit speziellen Techniken (Eisner, 1980; Eisner, 1983). Beim chirurgischen Einsatz dienen Viskoelastika dem Schutz von Gewebe und Zellen vor einem mechanischen Trauma, zur Aufteilung von Gewebe, zum Schaffen von Raum, zur Lösung von Adhäsionen, zur Unterbrechung einer Blutung, als Benetzungsmittel, als Instrument zur Manipulation, zum Bewegen oder Zurückverlagern von Gewebe. Weiterhin dienen Viskoelastika der Aufrechterhaltung von Raum postoperativ für einen bestimmten Zeitraum oder zur Verminderung einer lokalen Blutung. Neben den Vorteilen des Einsatzes viskoelastischer Substanzen treten auch Nebenwirkungen auf. Im Gegensatz zu reinen Flüssigkeiten verteilen sich Viskoelastika nicht im ganzen Augeninnenraum, sondern verbleiben vorwiegend am Ort der Injektion. Da die Viskoelastika Raum einnehmen, benötigen sie auch adäquaten Raum und können verschiebliches Gewebe verdrängen. Mögliche Folgen könnten dann z. B. das weitere radiäre Einreißen der hinteren Linsenkapsel bei einer Ruptur, die Läsion der Zonula oder von Irisgewebe und letztlich die Luxation der Linse oder des Implantats sein.

Viskoelastische Substanzen sind mitunter schwierig zu entfernen. So sind im allgemeinen Viscoat® und HPMC-Produkte mit etwas mehr Aufwand zu aspirieren als Natriumhyaluronat. Die im Auge belassene viskoelastische Substanz verläßt das Auge über das trabekuläre Maschenwerk und Drainagekanäle mit der Folge eines Anstiegs des intraokularen Drucks, besonders bei zusätzlichen Risikofaktoren (z. B. Glaukom), die eine Verschlechterung der Abflußfazilität bedingen. Obwohl Natriumhyaluronat aus dem Kammerwasser von Affenaugen innerhalb von 72 Stunden entfernt wird, beträgt die Halbwertszeit von Natriumhyaluronat nach Injektion in den Glaskörper der Eulenaffen 72 Tage. Darüber hinaus ist es möglich, daß das Auge auch metabolisierte Produkte, z. B. des HPMC, weiterverarbeiten muß.

Eine viskoelastische Substanz kann Blut bzw. Fibrin in sich aufnehmen, was eine erhöhte Inflammation nach Abtransport des Viskoelastikums bedingen kann.

Grundsätzlich sollte keine Wiederverwendung übriggebliebener viskoelastischer Substanz oder eine Aufteilung einer Einheit auf mehrere Operationen erfolgen.

## Aufrecherhaltung der vorderen Augenkammer

Viskosität und Elastizität sind die generellen rheologischen Eigenschaften, die die Aufrechterhaltung der Vorderkammer beeinflussen. Theoretisch ist die Eigenschaft einer viskoelastischen Substanz, die Vorderkammertiefe aufrecht zu erhalten, um so höher in Ruhe, also bei der Nullscherate, je höher die Viskosität ist. Nach Studien von Miyauchi und Iwata (1986) in einem In-vitro-Modell mit unterschiedlicher Viskosität und Elastizität wurde nachgewiesen, daß die Fähigkeit der Aufrechterhaltung der Vorderkammertiefe im weit größerem Ausmaß von der Elastizität als von der Viskosität abhängt.

Aufgrund der niedrigen Elastizität sind HPMC-Produkte bei höherem Glaskörperdruck kaum in der Lage, die Vorderkammertiefe aufrecht zu erhalten. Natriumhyaluronat hat eine höhere Elastizität und ist daher eher in der Lage, die Vorderkammertiefe aufrecht zu erhalten. Höher molekulares Natriumhyaluronat erwies sich in der klinischen Anwendung hierbei als überlegen (Strobel, 1997).

Liegt intraoperativ ein weiches Auge vor, sind annähernd alle viskoelastischen Substanzen adäquat. Im klinischen Einsatz sind alle derzeit auf dem Markt verfügbaren Viskoelastika in der Lage, die Vorderkammertiefe in unterschiedlichem Ausmaß in aller Regel ohne Schwierigkeit aufrecht zu erhalten (Liesegang, 1990).

Die Technik zur Injektion eines Viskoelastikums im Rahmen der Kleinschnittchirurgie richtet sich danach, ob die Vorderkammer noch steht oder stark abgeflacht bzw. aufgehoben ist. Eine sehr flache oder aufgehobene Vorderkammer kann selten intraoperativ z. B. bei komplikativer Kataraktoperation, postoperativ z. B. nach komplizierter Kataraktchirurgie, fistulierender Glaukomchirurgie oder kombinierter Chirurgie auftreten. Fisher und Mitarbeiter (1982) berichteten erstmalig von einer erfolgreichen Vorderkammerstellung durch den Einsatz von Hyaluronsäure nach persistierender Vorderkammerabflachung nach intrakapsulärer Kataraktoperation. Bei Pseudophakie kann eine Bewegung der IOL nach anterior im Rahmen der Vorderkammerabflachung mit einer begünstigten Ausbildung von peripheren vorderen und hinteren Synechien oder z. B. einer unerwünschten Endothelkontaktschädigung einhergehen. Außerdem kann ein „Iris-capture"-Syndrom mit Pupillarblock oder eine Kammerwinkelverlegung hervorgerufen werden. Die Injektion eines Viskoelastikums bietet in diesem Zusammenhang einige Vorteile:

1. Eine vorübergehende Vorderkammervertiefung mit mechanischer Separation der Gewebskompartimente, was einer Synechierung oder einem Kontakt der IOL mit der Hornhaut entgegenwirkt.
2. Bei Wunddehiszenz behindert das Viskoelastikum den Abfluß und ermöglicht die Wundheilung an dieser Stelle.

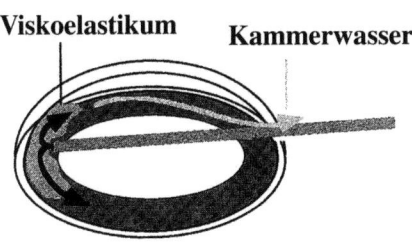

**Abb. 48.** Technik der Viskoelastikuminjektion in die stehende Vorderkammer

3. Der Patient verspürt einen Rückgang der durch die Hypotonie und den Vorderkammerkollaps hervorgerufenen Beschwerden, einhergehend mit einer raschen Visusverbesserung.

Osher und Mitarbeiter (1996) beschrieben das Stellen der Vorderkammer mit Healon® nach Kataraktoperation und zeigten, daß es ausreicht, die Vorderkammer zur Hälfte und nicht vollständig zu füllen. Aber auch bei einem derartigen Vorgehen empfahlen sie aufgrund der Möglichkeit eines exzessiven Augeninnendruckanstiegs, den Augeninnendruck (vorsichtig) zu kontrollieren.

### Injektionstechnik bei stehender Vorderkammer

Das Viskoelastikum wird im sicheren Abstand von der Zugangs- bzw. Abflußöffnung injiziert, also auf der Gegenseite oder seitlich der Öffnung, um dem Kammerwasser den ungehinderten Abfluß zu ermöglichen (Abb. 48). Bei der Viskoelastikuminjektion wird die Spitze der Applikationskanüle in der intraokular applizierten viskoelastischen Substanz belassen, um - besonders bei hochviskösen Viskoelastika bzw. Viskoelastika mit hohem refraktiven Index - eine zusammenhängende Viskoelastikummenge zu erzeugen ohne später den Einblick durch störende Beugungszonen zu vermindern. Im weiteren Ablauf der Injektion wird die Kanüle dann in Richtung der Öffnung bewegt, ohne diese mit Viskoelastikum zu blockieren. Gelangt das Viskoelastikum unmittelbar in die Öffnung, so kann es den kompensatorischen Abfluß des Kammerwassers blockieren, der Augeninnendruck steigt und die Injektion des Viskoelastikums in die Vorderkammer ist erschwert.

### Injektionstechnik bei aufgehobener Vorderkammer

Das Viskoelastikum wird im Gegensatz zur o.a. Technik zunächst während der Einführung der Kanüle in die Zugangsöffnung und in unmittelbarer intraokularer Nähe injiziert (Abb. 49). Dies erfolgt in der Absicht, die Iris in Richtung Linse zu bewegen.

Dann werden weitere Depots entlang der Zirkumferenz der Iris appliziert, um den gesamten Zugang zum Raum hinter der Iris zu verlegen. Dadurch wird gewissermaßen ein inverser Pupillarblock geschaffen, der es erlaubt, an-

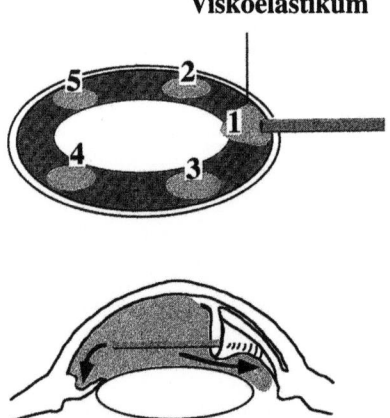

**Abb. 49.** Ablauf der Viskoelastikuminjektion bei aufgehobener Vorderkammer

**Abb. 50.** Falsche Viskoelastikuminjektionstechnik bei aufgehobener Vorderkammer

schließend die vordere Augenkammer auf Kosten der hinteren Augenkammer zu vertiefen. Erst hiernach wird die übrige Vorderkammer mit Viskoelastikum gefüllt.

CAVE: Bei Viskoelastikuminjektion gegenüber oder seitlich der Öffnung wird die Iris nach oben oder unten in die Peripherie gedrängt, das Viskoelastikum gelangt hinter die Iris und drückt die Iris im Zugangsbereich nach oben (Abb. 50). Darüber hinaus kann in den retroiridalen Raum gelangtes Viskoelastikum nur noch unter großen Mühen entfernt werden.

## Gewebsmanipulation

Viskoelastika dienen in der Vorderabschnittschirurgie in vielen Situationen der Bewegung bzw. Zurückdrängung von Gewebe in der Vorderkammer. Weiterhin dienen sie der Ausspannung der Kapsel, um ein Ein- bzw. Umrollen zu vermeiden, die Kapsulorhexis zu ermöglichen oder um Gewebsteile voneinander zu trennen. Diese Funktionen ähneln der Aufrechterhaltung der Vorderkammertiefe und benötigen eine viskoelastische Substanz mit hoher Viskosität, Elastizität und Pseudoplastizität. In Ruhe bzw. bei langsamen Bewegungen innerhalb der Vorderkammer empfiehlt sich ein Viskoelastikum hoher Viskosität, um Gewebe auseinander zu halten. Bei hoher Scherrate innerhalb der Kanüle, die bei der Injektion annähernd 10000 pro Sekunde entspricht, sind die Verlaufskurven der Pseudoplastizität bei den derzeit verfügbaren Viskoelastika vergleichbar.

## Viskomydriasis

Die gezielte Injektion eines Viskoelastikums ist hilfreich zur Erweiterung der Pupille. Dabei empfiehlt sich die Injektion in Richtung auf leichte Erhabenheiten der Iris (z. B. Iriskrause), und wenig auf den Pupillarrand, um zu ver-

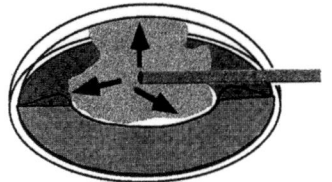

**Abb. 51.** Injektionstechnik zur Erzeugung einer Mydriasis durch das Viskoelastikum

hindern, daß Viskoelastikum hinter die Iris gelangt (Abb. 51). Da das Viskoelastikum meist in alle Richtungen fließt, ist je nach der Tiefe der Vorderkammer mitunter eine größere Viskoelastikummenge erforderlich. Die vorübergehende Injektion von Luft direkt unter die Hornhaut kann helfen, die benötigte Menge an Viskoelastikum zu reduzieren, jedoch ist dann ein schlechterer Einblick durch Brechungsirregularitäten möglich.

### Erleichterung der Linsenimplantation

Bei der Implantation ist eine viskoelastische Substanz in der Lage, einen größeren Widerstand als z. B. Luft oder BSS (balanced salt solution) zu leisten. Außerdem bietet eine viskoelastische Substanz weitere erleichternde Eigenschaften, wie das Schaffen und Aufrechterhalten von Raum oder Schutz des Hornhautendothels. Bei der Implantation faltbarer Intraokularlinsen sind theoretisch folgende rheologische Eigenschaften beachtenswert:

Hochvisköse Viskoelastika wirken der Kompressionskraft durch senkrechte Druckausübung auf das Hornhautendothel entgegen. Die Bewegung der Intraokularlinse führt zu Zug- und Scherkräften auf das Hornhautendothel, die durch das Viskoelastikum selbst vermittelt werden. Diese Zugkräfte sind bei niedrig-viskösen Viskoelastika gering. Beide Kräfte können durch das Viskoelastikum in der Vorderkammer auf das Endothel übertragen werden und stellen mögliche Schadensquellen dar (s. u.).

### Benetzung

Eine hohe Grenzflächenspannung oder ein großer Wasserkontaktwinkel gehen mit einer schlechten Befeuchtung und Benetzungsfähigkeit einher. Viscoat® und HPMC weisen nach Angaben in der Literatur eine niedrigere Grenzflächenspannung und einen geringeren Kontaktwinkel auf als Natriumhyaluronat. In der klinischen Situation entspricht dies der Fähigkeit eines Viskoelastikums, Instrumente und das Implantat für einen längeren Zeitraum zu ummanteln. Die Grenzflächenspannung wurde vergleichend von Silver und Mitarbeitern (1994) gemessen: Sie betrug für Healon® 62,7 ± 6,51 dynes/cm und für Ocucoat® 43,0 ± 1,41 dynes/cm. Sowohl HPMC mit einem hohen Molekulargewicht als auch HPMC mit niedrigem Molekulargewicht wiesen eine geringere Grenzflächenspannung auf als alle Hyaluronsäurezubereitungen. Diese niedrigere Grenzflächenspannung korreliert mit der Ausbildung einer endothelialen Schicht. Im allgemeinen verteilen sich Flüssigkeiten mehr, wenn die Grenzflächenspannung der Flüssigkeit niedriger ist als die kritische Grenzflächenspannung des Gewebes (Rodriquez, 1982). Die kritische Grenzflächenspannung des kornealen Endothels ist nach Auffassung von Silver und Mitarbeitern (1994) etwa zwischen 43 und 63 dynes/cm anzunehmen.

Eine häufige Begleiterscheinung einer viskösen und somit leicht zu aspirierenden viskoelastischen Substanz ist die in der Regel schlechte Benetzungsfähigkeit (z.B. Natriumhyaluronat). Es besteht die Möglichkeit, daß eine mikroskopisch dünne Schicht des Viskoelastikums auch nach der Aspiration des Viskoelastikums aus der Vorderkammer auf dem Hornhautendothel haften bleibt. Ob nun eine erhöhte Benetzungsfähigkeit einen schützenden Einfluß auf das Hornhautendothel ausübt, wird kontrovers diskutiert. Denkbar ist auch eine chemisch oder physikalisch induzierte Schädigung als Folge der Endothelbenetzung bzw. der Ziehkräfte während des Absaugvorgangs.

Die Benetzung der Hornhautepitheloberfläche hingegen bewirkt eine Feuchthaltung und länger anhaltende Geschmeidigkeit der Hornhaut mit der Folge einer guten Sicht. Somit werden häufige Benetzungen von außen zur Oberflächenbefeuchtung verzichtbar. Die Applikation eines größeren Tropfens kann darüber hinaus sogar ähnlich wie eine Köppe-Linse wirken und somit die Sichtbarmachung des Kammerwinkels ermöglichen.

## Schutz des Hornhautendothels

Nach einer Schädigung können sich Epithelzellen wie z.B. Hornhautepithelzellen regenerieren. Eine dickere Schutzschicht aus Glykoproteinen im Rahmen der muköser Sekretion soll vor dem mechanischen Trauma schützen. Endothelzellen hingegen weisen keine vergleichbaren regenerativen Möglichkeiten wie z.B. die Mitose auf.

Intraoperativ stellen verschiedene Faktoren eine potentielle Schädigungsquelle des kornealen Endothels dar:

- Instrumente
- Linsenfragmente
- IOL-Kontakt mit dem Endothel (Kassar & Varnell, 1982)
- Turbulenz und Durchströmungsmenge der Irrigationsflüssigkeit (Edelhauser & MacRae, 1985; Glasser et al., 1985)
- Luftbläschen am Endothel (Craig et al., 1990)
- freie Radikale bei der Phakoemulsifikation (Holst et al., 1993)
- Schallwellenfortleitung (Frohn et al., 1998), Phakoemulsifikationsleistung und -dauer (Dick et al., 1996)

Während der Operation erfüllen die viskoelastischen Substanzen eine Art physiologischen Schutz. Eine Vielzahl von physikalischen Eigenschaften trägt zum Schutz des Endothels bei:

- Das Schaffen und Aufrechterhalten von Raum für die intraokulare Manipulation.
- Die Ummantelung des Endothels sowie des Implantats, um einen direkten Kontakt mit Instrumenten oder IOL zu vermeiden[1].
- Der Schutz des Endothels vor Scher- und Kompressionskräften.
- Die Kompartimentierung von Gewebe und Implantat einerseits und Endothel andererseits.

Spezifische Natriumhyaluronat-Bindungsstellen am Hornhautendothel wurden nachgewiesen (Forsberg et al., 1994; Madsen et al., 1989a und 1989b; Härfstrand et al., 1992). Dies legt die Vermutung nahe, daß Natriumhyaluronat möglicherweise als natürliches Schutzschild des Endothels auch während der Operation wirkt (Stenevi et al., 1993). Im Rahmen der Phakoemulsifikation ist ein protektiver Effekt zugunsten des Hornhautendothels durch endotheliale Natriumhyaluronat-Bindungsstellen fraglich. Nach Phakoemulsifikation mit IOL-Implantation bei Augen mit Cornea guttata fanden Schmidl und Mitarbeiter (1998) in einem intraindividuellen Vergleich zweier Viskoelastika unterschiedlicher Viskosität und Molekulargewicht nach Einsatz des höherviskösen Viskoelastikums (Healon® GV) eine signifikant geringere Hornhautdickenzunahme als am Partnerauge, das unter Einsatz eines Viskoelastikums mit niedrigerem Molekulargewicht und niedrigerer Viskosität operiert wurde. Unter anderem könnte ein Grund für die geringere Beeinträchtigung der Funktion des Hornhautendothels durch das höher-molekulare Viskoelastikum in der stärkeren Affinität der endothelialen Hyaluronsäure-Bindungsstellen bei höherem Molekulargewicht der verwendeten Hyaluronsäure liegen.

Auch wirken Kompressionskräfte auf das Hornhautendothel, verursacht z. B. durch die direkte Übertragung von Druck- bzw. Schallwellen durch das Viskoelastikum (Hammer & Burch, 1984). Unter bestimmten Umständen besteht die Möglichkeit der Vorderkammerabflachung und der Zerstörung von Endothelzellen. Hochelastische Viskoelastika übertragen weniger Kompressionskräfte und schützen somit das Endothel besser als z. B. Luft oder BSS (Guthoff et al., 1992). Durch Bewegung bzw. Manipulationen innerhalb der viskoelastischen Substanz parallel zur Hornhautebene werden auf das Endothel Scher- bzw. Schleifkräfte wirksam. Auch diese können einen Schaden des Hornhautendothels hervorrufen, besonders bei Lösungen von hoher Viskosität, hoher Elastizität sowie hoher Kohäsivität. Bei Verwendung von BSS oder Luft dürfen diese übertragenen Scherkräfte als vernachlässigbar angesehen werden (Arshinoff, 1989).

Um einen guten Schutz des Hornhautendothels zu gewährleisten, sollte die viskoelastische Substanz idealerweise eine hohe Viskosität und Elastizität in Ruhe aufweisen (Nullscherrate). Das Viskoelastikum wäre somit in der Lage, das Endothel vor Kompressionskräften zu schützen. Darüber hinaus sollte das Viskoelastikum eine möglichst steile Pseudoplastizitätskurve aufweisen, also eine rasche Abnahme der Viskosität bei steigender Bewegung. Somit würden die auf das Hornhautendothel übertragenen Scherkräfte verringert (Hammer & Burch, 1984).

---

[1] (Keates, Powell & Blosser, 1987)

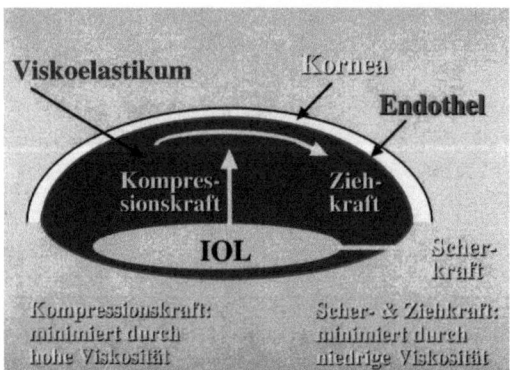

**Abb. 52.** Die Kompressionskraft wirkt senkrecht auf das Hornhautendothel und wird durch hoch-viskose Viskoelastika vermindert. Die Bewegung der IOL mit dem Viskoelastikum ubt Scher- und Zugkräfte auf das Hornhautendothel aus. Diese Scherkraft wird durch die Verwendung niedrig-viskoser Viskoelastika reduziert. Beide Kräfte werden durch das Viskoelastikum vermittelt und stellen potentielle Schädigungsquellen dar (mod. nach Liesegang, 1990)

Beim Schleifversuch der IOL auf dem Hornhautendothel ging eine dünne Lage eines viskösen Viskoelastikums (1%ige Hyaluronsäure) zwischen dem Hornhautendothel und der IOL mit einem ausgeprägten Endothelzellschaden einher, da das Viskoelastikum Scherkräfte auf das Endothel übertrug (MacRae et al., 1983; Miyauchi & Iwata, 1984). Eine dicke Lage dieses viskösen Viskoelastikums hingegen schuf eine physikalische Barriere gegenüber Kompressionskräften mit geringerem Endothelschaden (Abb. 52). Sehr niedrig viskose Lösungen wie BSS konnten nur einen minimalen Schutz vor einer IOL-Abrasion des Endothels bieten (Hammer & Burch, 1984).

In in-vitro- und Tierstudien schützte die 1%ige Natriumhyaluronsäure, 10%iges, 20%iges Chondroitinsulfat und auch 1%iges HPMC vor einer Schädigung des Endothelzellverbands durch den direkten Kontakt des Hornhautendothels mit der Intraokularlinse bzw. Instrumenten (Hammer & Burch, 1984; Miyauchi & Iwata, 1984). Jedoch kann kein Viskoelastikum das Hornhautendothel vor Schädigungen bzw. Traumata durch scharfkantige chirurgische Instrumente zuverlässig schützen. Daher steht die Fähigkeit der viskoelastischen Substanz, eine tiefe Vorderkammer zu schaffen und aufrecht zu erhalten beim Schutz des Hornhautendothels im Vordergrund. Auch Substanzen von mittlerer bzw. niedriger Viskosität wie z.B. 0,17%iges Natriumhyaluronat oder 1%iges HPMC schützten das Endothel nach Aufbringen einer dünnen Schicht durch Benetzung (Hammer & Burch, 1984). Ein hochviskoses Viskoelastikum wie z.B. Hyaluronsäure vermittelt seinen Schutz weniger durch seine Benetzungsfähigkeit, die bei Vorliegen einer dünnen Viskoelastikumlage gleichzeitig mit einer hohen Scherkraftübertragung einhergeht, als vielmehr durch die dauerhafte Aufrechterhaltung von Raum mit Aufbringen einer dicken Schutzschicht. Diese dicke Schutzschicht wirkt einer Annäherung des Implantats an das Hornhautendothel und der Übertragung von Schleifkräften entgegen. Bei direktem Kontakt des Implantats mit der Horn-

**Tabelle 11.** Spannungsmeßwerte (Mittelwerte ±SD), die der Schallwellenamplitude proportional sind und als ein Maß für die Schallwellenfortleitung in Abhängigkeit vom Viskoelastikum bei der Phakoemulsifikation angesehen werden dürfen (mod. nach Frohn et al., 1998)

| Produkt | Meßsensorspannung (mV) |
| --- | --- |
| Adatocel® | 97,7 (±7,1) |
| BSS® | 83,3 (±6,1) |
| HPMC Ophthal® H | 79,7 (±4,1) |
| Healon® | 74,3 (±3,8) |
| Viscorneal® Plus | 68 (±3,4) |
| Healon® GV | 65,5 (±1,79) |
| Provisc® | 60,9 (±9,7) |
| Viscoat® | 47,4 (±2,7) |
| Dispasan® Plus | 31,7 (±4) |

haut wäre ein ausgeprägter Endothelschaden bei 1%igem Natriumhyaluronat aufgrund der Schleifkräfte möglich.

Frohn und Mitarbeiter (1998) untersuchten in einem speziell konstruierten Kunstauge vergleichend die Schallfortleitung bei der Phakoemulsifikation in Abhängigkeit vom verwendeten Viskoelastikum. Im Vergleich zu BSS wurde die Schalleitung durch die Hydroxypropylmethylcellulose-Präparate nur gering beeinflußt oder sogar verstärkt, wohingegen alle hyaluronsäurehaltigen Präparate zu einer Dämpfung der am Hornhautapex ankommenden Schallamplitude führten und somit eine Reduktion der Schalleitung bewirkten (Tab. 11).

Die klinische Relevanz der Schallwellenübertragung auf das Hornhautendothel ist allerdings noch nicht abschließend geklärt, es existieren jedoch Hinweise für eine Zellschädigung durch hochfrequenten Ultraschall (Buschmann, 1997; Charlier & Crowet, 1986).

Bei der komplexen Interaktion mit dem Endothel sind auch die chemischen Eigenschaften der viskoelastischen Substanzen von größerer Bedeutung. Spiegelmikroskopische, rasterelektronen- und transmissionselektronenmikroskopische Untersuchungen der Hornhaut zeigten, daß das 1%ige Natriumhyaluronat keine toxische Wirkung auf das Endothel ausübte (Graue, Polack & Balazs, 1980). 1%ige Natriumhyaluronsäure, 0,4%iges HPMC und 10%iges bzw. 20%iges Chondroitinsulfat übten ebenfalls keinen schädigenden Effekt auf das Hornhautendothel aus (MacRae et al., 1983). Nach 20minütiger Exposition von humanem Hornhautendothel mit verschiedenen viskoelastischen Substanzen kam es in einer In-vitro-Untersuchung zu einer signifikant geringeren Zelltoxizität (mitochondriale Degeneration, intrazelluläre Vakuolendegeneration) nach Kontakt mit Healon® als nach Kontakt mit HPMC oder Viscoat® (Condon et al., 1989, Tab. 12). Die Autoren führten dies auf die hohe Viskosität mit hoher Scherkraftausübung sowie die galenische Zusammensetzung mit einem kalziumfreien Vehikel zurück. Chondroitinsulfat, Viscoat® und HPMC wurden hingegen in bezug auf verschiedene Zellparameter schlechter toleriert. In einer ähnlichen Untersuchung mit dem gleichen System wurde die Osmolalität von Chondroitinsulfat als Ursache für eine Zelltoxizität verantwortlich gemacht (Meyer & McCulley, 1989). Die hohe Kalziumbindungsfähigkeit des Chondroitinsulfats kann möglicherweise dazu bei-

**Tabelle 12.** Übersicht der in-vitro-Studien über den Einfluß verschiedener Viskoelastika auf das Hornhautendothel

| Autor | Jahr | Hornhaut | Methode (%= Endothelzellverlust) | Ergebnisse |
|---|---|---|---|---|
| Glasser | 1986 | Kaninchen | PMMA IOL-Abrasionstest | ns: HY, HPMC, V |
| Glasser | 1989 | Kaninchen | Phako +/- traumatischer IOL-Implantation | ohne: ns mit: V>HY |
| Condon | 1989 | Mensch | Viskoelastikum-Hornhautbad | V, HPMC>HY |
| Craig | 1990 | Mensch | Phako +/- Luftbläschenschädigung (Healon®: 4,9%; Viscoat®: 0,3%) | V>HY |
| Glasser | 1991 | Kaninchen | Traumatische IOL Implantation | V>HY |
| Monson | 1991 | Mensch | Phako & Luftbläschenschädigung (Healon®: 4,3%; Ocucoat®: 1,4%) | HPMC>HY |
| Ngyuen | 1992 | Rind EZL | Umströmungsmodell | HY>V |
| Artola | 1993 | Kaninchen | Schädigung durch freie Radikale (Peroxidkonzentration) | HPMC>HY (für 1 & 10mM), HY>HPMC (für 100mM) |
| Bresciani | 1996 | Schwein | Traumatische Phakoemulsifikation (Healon®: 14,3%; Viscoat®: 2,5%) | V>HY |
| Poyer | 1998 | EZL | Retention der VES nach I/A | V mehr als HY |
| McDermott | 1998 | Kaninchen | Phakoemulsifikation mit Hornhauttunnelinzision; quantitative Bestimmung der Viskoelastikumschichtdicke | V>HY |

EZL = Endothelzelllinie, HY = Hyaluronsäureprodukt, HPMC = Hydroxypropylmethylcellulose, V = Viscoat® (4% Chondroitinsulfat und 3% Hyaluronsäure), > = überlegen, ns = nicht signifikant.

tragen, den extrazellulären Kalziumspiegel aufrecht zu erhalten bzw. zu erhöhen. Kritiker wendeten gegen dieses Untersuchungssystem ein, daß es die tatsächliche klinische Situation nicht widerspiegele, da BSS-Spüllösungen verwendet wurden und Kalzium ohnehin auch im Kammerwasser vorkomme. Viele viskoelastische Substanzen enthalten weder Kalzium noch Magnesium, da diese Kationen möglicherweise eine Präzipitation hervorrufen können. Ein toxischer Effekt auf das Hornhautendothel kann auch durch einen längerfristigen Mangel zweiwertiger Ionen hervorgerufen werden, wovor Chondroitinsulfat möglicherweise schützt. Die Spülung des Hornhautendothels mit 20%igem Chondroitinsulfat rief jedoch eine deutliche Abnahme der Hornhautdicke hervor, die durch die hohe Osmolalität und dem damit verbundenen dehydrierenden Effekt verursacht wurde. Während der Hornhauttransplantation kann sich dieser dehydrierende Effekt negativ auswirken.

Der Schutz des Hornhautendothels durch viskoelastische Substanzen bei der primären und sekundären Linsenimplantation wurde in einer Vielzahl klinischer Untersuchungen belegt. Zwar führte der Einsatz von Luft zu einem geringeren Endothelzellschaden als BSS (Bourne, Brubaker & O'Fallon, 1979), jedoch wirkt sich die Langzeitexposition des Hornhautendothels mit Luft toxisch aus (Eiferman & Wilkins, 1981). Frühe Untersuchungen belegten den verminderten Endothelzellverlust durch den Einsatz von Healon® im Vergleich zu Kontrollgruppen (Miller, Stegmann, 1981; Pape, 1980a und 1980b).

**Tabelle 13.** Auflistung einer Auswahl an vergleichenden Studien [Einschlußkriterien: prospektiv, randomisiert, Anzahl der Augen ≥ 40, Endothelzellanalyse frühestens 4 Wochen postoperativ, Phakoemulsifikation im Kapselsack]

| Autor | Anzahl | Viskoelastika | Endothelzellverlust | p | Hornhautdicke |
|---|---|---|---|---|---|
| Rafuse, 1992 | 60 | HY/Viscoat® | 2,7%/9,3% | ns | ns |
| Koch, 1993 | 59 | HY/Viscoat® | 0,6%/6,5% (zentral) | ns | ns |
|  |  |  | 9,9%/3,3% (superior) | ns | ns |
| Probst, 1993 | 50 | HY/Viscoat® | 11,1%/10,1% | ns | ns |
| Ravalico, 1997 | 66 | HY/Healon® GV/ Viscoat®/HPMC | 8,0%/7,6%/7,6%/8,8% | ns | ns |

$HY$ = Hyalusonsäureprodukt, $HPMC$ = Hydroxypropylmethylcellulose, $ns$ = nicht signifikant.

Der Schutz des Hornhautendothels durch Natriumhyaluronat während schwieriger chirurgischer Operationen ist zweifelsfrei belegt (Balazs, 1986a; Miller & Stegmann, 1982; Rashid & Waring, 1982; Roper-Hall, 1983). Nur wenige Untersuchungen fanden bei der unkomplizierten extrakapsulären Kataraktextraktion oder Phakoemulsifikation einen vergleichbaren Endothelschutz wie bei der Anwendung von Luft (Bourne et al., 1984; Hoffer, 1982).

Entscheidend ist die Tatsache, daß die weit überwiegende Mehrzahl der Autoren bei vergleichenden klinischen Untersuchungen unterschiedlicher viskoelastischer Substanzen nach Einsatz im Rahmen der Kataraktchirurgie hinsichtlich des Endothelzellverlustes und der Hornhautdicke keinen signifikanten Unterschied fanden (Tab. 13).

Nach Anwendung bei der extrakapsulären Kataraktoperation fanden sich in vielen klinischen Studien ebenfalls keine signifikanten oder klinisch relevanten Unterschiede hinsichtlich des Endothelzellverlustes oder der Hornhautdicke beim Vergleich verschiedener viskoelastischer Präparate (Alpar, 1985, Alpar et al., 1988; Lane, 1991; Smith & Lindstrom, 1991). In einer Untersuchung von Pederson (1990) war die zentrale Hornhautdicke nach Phakoemulsifikation und Einsatz eines HPMC-Produktes signifikant größer als nach Anwendung von Healon®.

## Hämostase

Die beiden Glykosaminoglykane Natriumhyaluronat und Chondroitinsulfat weisen strukturelle Ähnlichkeiten zum Heparin auf. Einige Studien belegten einen leichten antikoagulativen Effekt dieser Substanzen (Pandolfi & Hedner, 1984). Durch Tamponade von Blutungen wirken Viskoelastika trotzdem überwiegend hämostatisch (Packer et al., 1985).

## Beherrschung von Komplikationen

Entscheidend für die Beherrschung von Komplikationen ist neben der Anwendung der adäquaten Technik die Wahl des geeigneten Viskoelastikums.

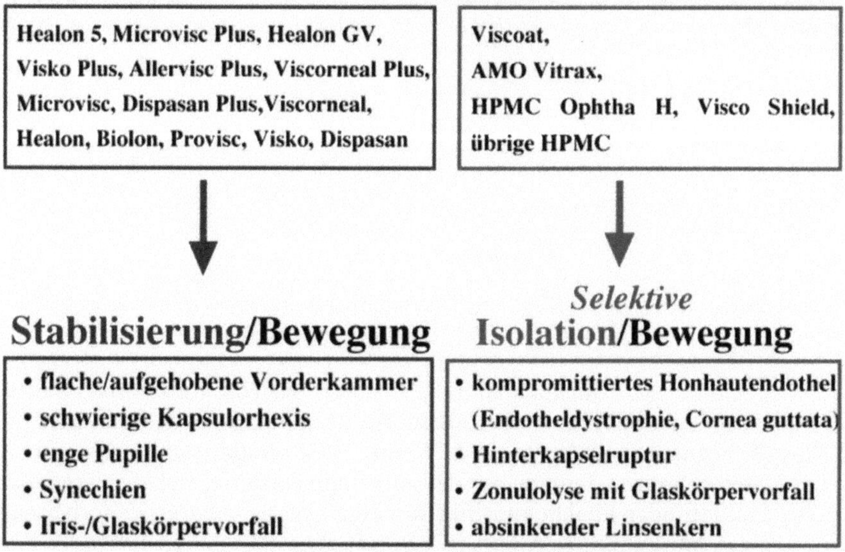

| Healon 5, Microvisc Plus, Healon GV, Visko Plus, Allervisc Plus, Viscorneal Plus, Microvisc, Dispasan Plus,Viscorneal, Healon, Biolon, Provisc, Visko, Dispasan | Viscoat, AMO Vitrax, HPMC Ophtha H, Visco Shield, übrige HPMC |
|---|---|

**Stabilisierung/Bewegung**
- flache/aufgehobene Vorderkammer
- schwierige Kapsulorhexis
- enge Pupille
- Synechien
- Iris-/Glaskörpervorfall

***Selektive*** **Isolation/Bewegung**
- kompromittiertes Honhautendothel (Endotheldystrophie, Cornea guttata)
- Hinterkapselruptur
- Zonulolyse mit Glaskörpervorfall
- absinkender Linsenkern

**Abb. 53.** Differenzierter Einsatz des entsprechenden Viskoelastikums in Abhängigkeit von der intraoperativen Komplikation (Stabilisierung versus selektive Isolation)

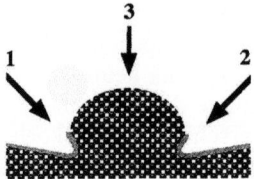

**Abb. 54.** Selektive Bewegung und Zuruckdrängung von Glaskörper durch Injektion eines dispersiven Viskoelastikums bei Ruptur der Hinterkapsel mit Glaskörpervorfall und (günstigenfalls) intakter Glaskorpergrenzmembran: 1. Das Viskoelastikum wird zunächst jeweils seitlich und von außen in Richtung Mitte der Ruptur kommend eingebracht, um den Kapselrand zurückzudrangen. 2. Durch Injektion um die Läsion herum wird erreicht, daß der Glaskörper durch die anschließende Injektion von oben auf den Prolaps nur nach unten und nicht zur Seite ausweichen kann 3. Die Positionierung des Viskoelastikums uber der Kapsellücke dient der kompletten Reposition des Glaskörpers in seine Kavıtät, ggf. auch etwas hinter die Ebene der posterioren Kapsel. Zur Stabilisierung der Situation bietet sich der Einsatz eines raumtaktisch wirksamen viskösen Viskoelastikums an, um einem erneuten Glaskörpervorfall z. B. bei der IOL-Implantation entgegenzuwirken

Bezüglich des Viskoelastikumeinsatzes bei intraoperativen Komplikationen ist grundsätzlich die Gewebsstabilisierung und -bewegung von der selektiven Isolation zu unterscheiden (Abb. 53). Die Viskoelastika Healon® 5, Healon®GV, Microvisc® (Plus), Morcher Oil® (Plus), Viscorneal®(Plus), welches vom Inhalt mit Allervisc® (Plus) identisch ist, und andere sind geeignet, einer flachen Vorderkammer entgegenzuwirken, eine enge Pupille zu erweitern, eine schwierige Kapsulorhexis zu erleichtern, Synechien zu lösen oder einem Iris- bzw. Glaskörpervorfall entgegenzuwirken (Abb. 54). Bei Endotheldystrophie

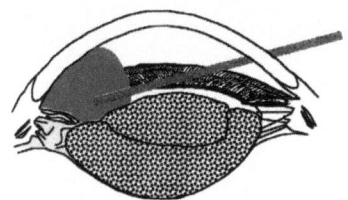

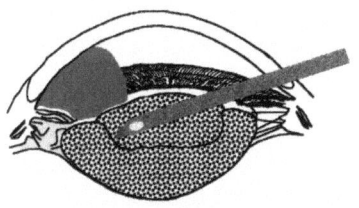

**Abb. 55.** Selektive Isolation durch Einsatz eines dispersiven Viskoelastikums bei kleiner Zonulolyse: 1. Zunächst wird das Viskoelastikum, das aufgrund seiner rheologischen Eigenschaften an dem Ort der Applikation verbleibt, über den Bereich der Zonulolyse appliziert. 2. Anschließend kann nach Injektion eines viskösen Viskoelastikums mit hoher und anhaltender raumtaktischer Effektivität die Phakoemulsifikation fortgesetzt werden, um z. B. anteroposteriore Bewegungen der Linse und damit die Gefahr einer Ausdehnung der Zonulolyse zu minimieren

(Fuchssche Dystrophie; ausgeprägte Cornea guttata), einem Riß in der Hinterkapsel oder Glaskörpervorfall ist besonders Viscoat®, gefolgt von anderen Produkten (AMO® Vitrax®, HPMC Ophtha® H, Visco Shield™ und andere HPMC-Produkte), geeignet. Diese Viskoelastika sind auch bei Zonulolyse mit Glaskörpervorfall oder absinkendem Kern zu bevorzugen (Abb. 55).

Auch der Einsatz von Viscoat® zur gezielten Wiedereröffnung des fibrosierten Kapselsacks und zur Separation der Kapselblätter und Reposition einer dezentrierten schiffchenförmigen Silikon-IOL erwies sich als nützlich (Fine & Hoffman, 1997).

## KAPITEL 6

# Komplikationen durch Anwendung der Viskoelastika

Komplikationen durch Viskoelastika entstehen entweder durch unsachgemäße Injektion (z. B. Überfüllung) oder durch unzureichende Entfernung.

Der größte Nachteil bei der Verwendung viskoelastischer Substanzen ist ihre Tendenz, den Augeninnendruck postoperativ zu steigern, besonders nach Verbleiben der Viskoelastika im Auge (Næser et al., 1986; Olivius & Thornburn, 1985). In der Gruppe ohne Absaugung des Viskoelastikums (Viscoat®) aus der Vorderkammer nach Phakoemulsifikation traten mehr postoperative Augeninnendrucksteigerungen auf als in der Gruppe mit Absaugung. Der mittlere Anstieg des Augeninnendrucks lag in der Gruppe ohne Absaugung höher als in der Gruppe mit Absaugung, jedoch ohne statistische Signifikanz (Probst, Hakim & Nichols, 1994). Hingegen fand sich in einer Untersuchung von Stamper, DiLoreto und Schacknow (1990) bei Einsatz eines Hyaluronsäure-Produktes (Amvisc®) im Rahmen der ECCE mit und ohne Absaugung kein Unterschied im frühpostoperativen Augeninnendruckverlauf.

Die Molekulargröße der viskoelastischen Substanz schützt vor einem Austausch durch Diffusion mit dem okulären Gewebe. Viskoelastische Substanzen verlassen das Auge als ein großes Molekül in der Regel unverändert durch Passage durch des Trabekelmaschenwerk (Berson, Patterson & Epstein, 1983). Da innerhalb des Trabekelmaschenwerks und Ziliarkörpers auch kontraktive Elemente vorliegen, ist dieser Prozeß wahrscheinlich dynamisch (Balazs, 1983). Einige Untersuchungen bei Kaninchenaugen legen nahe, daß Natriumhyaluronat sowohl über dem Kammerwinkel-Kammerwasserplexus als auch über den Iris-Ziliarkörper abtransportiert wird, gefolgt durch die Auflösung durch Hyaluronidase innerhalb des Gewebes (Iwata, Miyauchi & Takehana, 1984; Iwata & Miyauchi, 1985; Miyauchi & Iwata, 1984, 1986).

Viele Faktoren führen zur Obstruktion des Trabekelmaschenwerks durch Viskoelastika: Viskosität, Molekularvolumen, Kettenlänge, molekulare Rigidität und molekulare Ladung (Denlinger, Schubert & Balazs, 1980b; Denlinger & Balazs, 1989; Levy & Boone, 1989). Die trabekuläre Porengröße ist individuell verschieden. Weiterhin dürfte eine Variation in der Menge der ausgeschütteten Prostaglandine sowie anderer Inflammationssubstanzen in der Folge des jeweiligen chirurgischen Prozederes bzw. Traumas (Alteration der Blut-Kammerwasserschranke) einen Einfluß auf die Trabekelwerkobstruktion spielen. Fibrin und inflammatorische Zelluntergangsbestandteile werden möglicherweise durch die Viskoelastika in den Kammerwinkel vorgedrängt. Beim primären Offenwinkelglaukom wird eine Überladung des Trabekelma-

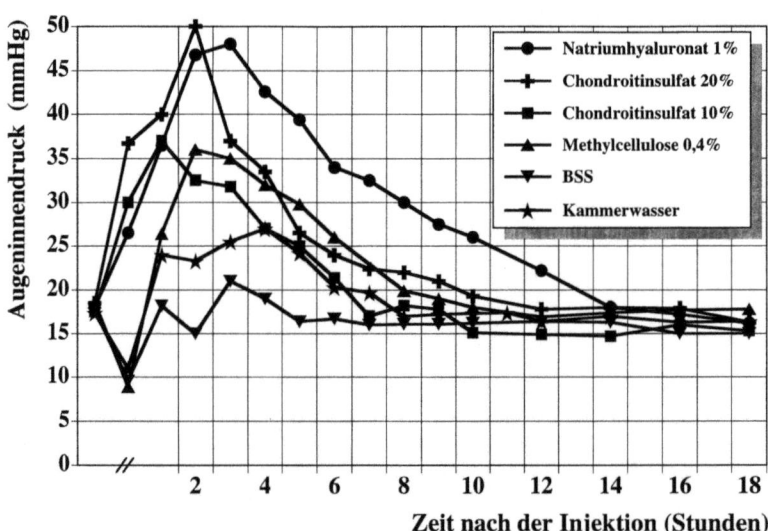

**Abb. 56.** Augeninnendruck nach Injektion gleicher Volumina verschiedener Viskoelastika und Kontrollsubstanzen in die Vorderkammer von Kaninchen (leicht mod. nach Mac Rae et al., 1983)

schenwerks mit Glykosaminoglykanen diskutiert (Tofukuji, 1994). Eine zusätzliche Überladung führte zu einer weiteren Kompromittierung dieser Kanäle mit der Folge eines mitunter sehr hohen Augeninnendruckanstiegs. Nach extrakapsulärer Kataraktextraktion *ohne* Viskoelastikumeinsatz lag der postoperative Augeninnendruck bei Augen mit primärem Offenwinkelglaukom signifikant höher als bei den Augen ohne weitere Pathologie außer Katarakt (Barak et al., 1996).

In Kadaveraugen verminderte Natriumhyaluronat den Kammerwasserabfluß, und eine Irrigation führte zu keiner Verbesserung der Obstruktion. Die zusätzliche Injektion von Hyaluronidase erwies sich in Tier- wie auch humanen Studien als effektiv (Bárány, 1956; Calder & Smith, 1986; Lang, Mark & Miller, 1984).

Glasser und Mitarbeiter (1986) injizierten über einen 3 mm limbalen Zugang jeweils 0,4 ml vier verschiedener Viskoelastika in das Katzenauge und bestimmten nach Belassen und nach Absaugen der Viskoelastika anschließend den Augeninnendruck. Bei allen vier Viskoelastika trat der höchste Augeninnendruck nach 2 Stunden auf. Nach 8 bis 24 Stunden war ein Rückgang des Augeninnendrucks auf annähernd präoperative Druckwerte zu verzeichnen. In der Gruppe mit Absaugung des Viskoelastikums nahm der Augeninnendruck signifikant niedrigere Werte an als ohne Absaugung, und die Phase des erhöhten Augeninnendrucks war kürzer. Diese Ergebnisse stehen im Einklang mit einer Vielzahl an tierexperimentellen und klinischen Studien (Abb. 56), die ebenfalls einen erhöhten Augeninnendruck in der frühpostoperativen Phase gezeigt haben (Glasser, Matsuda & Edelhauser, 1986; Gross et al., 1988; MacRae et al., 1983; Schubert, Denlinger & Balazs, 1984). Die Autoren wiesen auf die Bedeutung der Messung des Augeninnendrucks

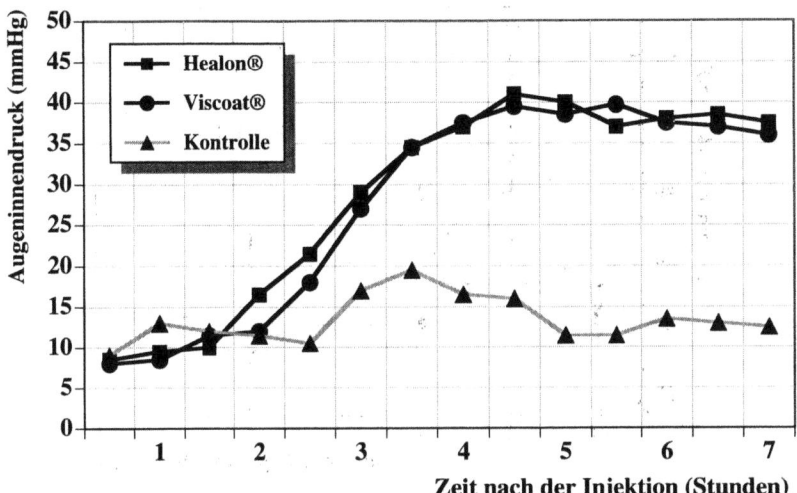

**Abb. 57.** Augeninnendruck nach Injektion und Belassen gleicher Volumina zweier verschiedener Viskoelastika im Affenauge (mod. nach Miller, 1989)

4 bis 8 Stunden nach der Operation hin, besonders bei Augen mit fortgeschrittenem Schaden durch Glaukom, der durch einen erhöhten postoperativen Augeninnendruck zunehmen kann (Hayreh, 1980; Savage et al., 1985).

Miller (1989) untersuchte vergleichend den Augeninnendruck nach Injektion und Belassen von Healon® und Viscoat® im Auffenauge (Abb. 57). Dabei wurden 7 Affen in ein Auge Viscoat® und in das Partnerauge Healon® über eine Parazentese injiziert. Zwei Affen fungierten als Kontrollaugen und erhielten eine Injektion physiologischer Kochsalzlösung. Der Augeninnendruck wurde pneumotonometrisch alle 30 Minuten gemessen. Maximale Augeninnendruckwerte traten nach 4 bis 6 Stunden auf. Eine Normalisierung des Augeninnendrucks stellte sich bei der Messung nach 24 Stunden ein.

Mehrere prospektiv randomisierte klinische Studien ergaben beim Vergleich des postoperativen Augeninnendrucks nach Einsatz verschiedener hyaluronsäurehaltiger Viskoelastika keine oder klinisch nur geringfügige Unterschiede (Anmarkrud, Bergaust & Bulie, 1992, 1995 und 1996; Baron et al., 1985; Colin et al., 1995; Embriano, 1989; Fry, 1989; Gaskell & Haining, 1991; Kohnen, von Ehr & Schütte, 1995; Lehmann et al., 1995; Özmen et al., 1992; Øhrstrøm et al., 1993; Sharpe & Simmons, 1986). Kammann und Mitarbeiter (1991) konnten hinsichtlich des postoperativen Augeninnendrucks nach Phakoemulsifikation mit Einsatz von Healon® versus Adatocel® keinen statistisch signifikanten Unterschied feststellen.

Bei der ECCE konnten Unterschiede hinsichtlich des frühpostoperativen Augeninnendruckanstiegs bei Verwendung verschiedener hyaluronsäurehaltiger Viskoelastika gefunden werden (Henry & Olander, 1996). In einer maskierten, prospektiven, randomisierten Studie fanden Fry und Yee (1993) lediglich acht Stunden nach ECCE einen signifikant höheren Augeninnendruck bei der Verwendung von Healon® GV (höhere Konzentration und höheres

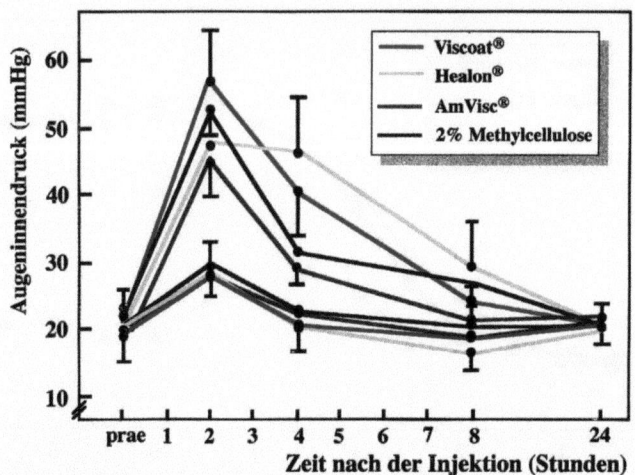

**Abb. 58.** Augeninnendruck nach Injektion gleicher Volumina verschiedener Viskoelastika in das Katzenauge. *Obere Kurven*: Ohne Absaugen des Viskoelastikums; *Untere Kurven*: Mit Absaugen des Viskoelastikums (mod. nach Glasser et al., 1986)

Molekulargewicht) im Vergleich zu Healon®. Dieser frühpostoperative Unterschied wurde im Rahmen der Phakoemulsifikation nicht bestätigt (Kohnen et al., 1996).

Die prophylaktische Wirkung der möglichst vollständigen Entfernung verschiedener viskoelastischer Substanzen aus dem Auge auf die postoperative Erhöhung des Augeninnendrucks zeigten Glasser und Mitarbeiter (1986, Abb. 58).

## Therapie des Augeninnendruckanstiegs nach Phakoemulsifikation

Zwar wurde bisher der Mechanismus der postoperativen Druckerhöhung nach Einsatz von Viskoelastika nicht bewiesen, aber die Hypothese einer Obstruktion des Trabekelmaschenwerks durch die relativ großen Moleküle der viskoelastischen Substanzen wird weitläufig akzeptiert (Berson et al., 1983; Passo et al., 1985). Der Versuch, das Viskoelastikum so vollständig wie möglich aus dem Vorderabschnitt zu entfernen, reduziert die Wahrscheinlichkeit einer postoperativen Druckerhöhung. Die prophylaktische Behandlung mit lokalen oder systemischen antiglaukomatösen Medikamenten stellt eine Möglichkeit dar, einem akuten Augeninnendruckanstieg in der unmittelbar postoperativen Phase entgegenzuwirken. Kanellopoulos und Mitarbeiter (1997a) verglichen prospektiv randomisiert bei 60 Augen die prophylaktische Gabe von Timolol in Gelform (1 Tropfen Timoptic XE®, protrahierte Wirkung) unmittelbar am Ende der Operation mit der Gabe von Acetazolamid (500 mg Diamox Sequels®) ebenfalls unmittelbar postoperativ sowie am Abend der Kataraktoperation mittels Phakoemulsifikation. Am ersten postoperativen Tag lag der mittlere Augeninnendruck mit 15,9 mmHg in der Gruppe nach Timololgabe signifikant niedriger als nach Acetazolamidgabe mit einem mittleren Augeninnendruck von 19,5 mmHg. Sie schlußfolgerten, daß die prophylaktische Gabe von lokal appliziertem Timolol-Gel bei niedrigerer Nebenwirkungsrate effektiver sei als die orale Einnahme von Acetazolamid zum Abfangen viskoelastikuminduzierter Augeninnendruckspitzen. Limitierend darf jedoch erwähnt werden, daß drei Operateure zum Einsatz kamen, die Operationszeit bzw. das Operationstrauma und die Alteration der Blut-Kammerwasserschranke unberücksichtigt blieben und auch 6 Augen mit Glaukom in die Studie eingeschlossen wurden, wovon 3 Augen postoperativ einen Augeninnendruck von über 25 mmHg aufwiesen und der Acetazolamidbehandlungsgruppe angehörten. Da alle Augen mit einem Augeninnendruck von größer als 25 mmHg aus der Behandlungsgruppe mit Acetazolamid stammten, räumten die Autoren auch eine verminderte Patientencompliance bei der oralen Einnahme des Acetazolamids als mögliche Ursache hierfür ein.

Zur Behandlung postoperativer Druckspitzen haben sich in mehreren Studien u.a. Acetazolamid (Lewen & Insler, 1985) und/oder diverse Beta-Blocker (Duperre et al., 1994; Fry, 1992; Kanellopoulos et al., 1997a und b; Percival, 1982; Pfeiffer 1993) sowie Parasympathikomimetika (z.B. Pilocarpin) in unterschiedlichem Ausmaß bewährt.

Die gleichzeitige intraokulare Gabe von Hyaluronidase mit dem Viskoelastikum bewirkte eine verbesserte Abflußfazilität und schützte vor Augeninnendruckanstiegen (Hein, Keates & Weber, 1986).

KAPITEL 7

# Spezielle Einsatzmöglichkeiten von Viskoelastika

Viskoelastika haben einen breiten klinischen Einsatz:
- Kataraktchirurgie
- Hornhautchirurgie
- Glaukomchirurgie
- Traumachirurgie
- Hinterabschnittschirurgie
- Revisionsoperationen an äußeren Augenmuskeln
- Tränenwegschirurgie [1]
- Tränendysfunktion (Benetzungsmittel)

Insbesondere in der Katarakt-, der Hornhaut- und der Traumachirurgie werden sie routinemäßig eingesetzt.

## Kataraktchirurgie

### Routine

Für viele Routineschritte der Kataraktchirurgie ist die Anwendung von Viskoelastika sinnvoll:
- Benetzung des Hornhautendothels zum Schutz vor umherwirbelnden Linsenpartikeln bzw. der Irrigationsflüssigkeit
- Zurückdrängen des Iris-Glaskörper bzw. Iris-Kapsel-Diaphragmas nach hinten, um eine tiefe Vorderkammer aufrecht zu erhalten
- Schutz vor bzw. Reposition von kleinem Irisprolaps
- Dilatation der Pupille (Viskomydriasis) sowie Aufrechterhaltung der Pupillendilatation
- Bewegen der Vorderkapsel und Schutz vor dem Einrollen der Vorderkapsel
- Hydraulische Loslösung von vorderen oder hinteren Synechien
- Hydraulische Trennung von Kern und Rinde
- Unterstützung der Kernrotation im Kapselsack

---

[1] Lerner & Boynton, 1985

- Expression der Linse[2] bzw. des Linsenkortex durch Injektion unter die Linsenkapsel[3]
- Füllen und Ausspannen des Kapselsacks bzw. des Sulcus ciliaris oder des Kammerwinkels für die Intraokularlinsenimplantation
- Benetzung der Intraokularlinse

Die Möglichkeiten, Viskoelastika bei der Phakoemulsifikation einzusetzen, sollen anhand einiger Abbildungen veranschaulicht werden.

Viele Ophthalmochirurgen setzen Viskoelastika bereits bei der Kapsulorhexis ein, um die Vorderkammer zu vertiefen und den Pupillarsaum bei enger Pupille zu dehnen. Bei der Injektion empfiehlt es sich darauf zu achten, daß das Kammerwasser abfließen kann. Wird das Viskoelastikum über eine Parazentese injiziert (Abb. 59), muß diese ausreichend groß sein, um einen Abfluß des Kammerwassers zu gestatten. Ein kompletter Austausch des Kammerwassers in der Vorderkammer durch Viskoelastikum erfolgt am besten durch Injektion in die gegenüberliegende Kammerwinkelbucht.

Den Lagerungshinweisen für Viskoelastika ist unbedingt Beachtung zu schenken: Durch sachgerechte Lagerung können die gewünschten physikochemischen Eigenschaften erhalten werden (Hyaluronate sollten – bis auf AMO®Vitrax® und Rayvisc® – gekühlt werden!). Durch aufrechte Positionierung der Ampullen können mögliche Lufteinschlüsse in der Spritzenspitze gesammelt werden, so daß sie vor dem Gebrauch des Viskoelastikums kontrolliert entfernt bzw. in der Spritze belassen werden können. Bei einigen Viskoelastika-Präparaten lassen sich recht häufig eingeschlossene Luftbläschen in der Ampulle finden, wohingegen dies bei anderen Präparaten die Ausnahme darstellt (Abb. 60). Wird ein mit Luftblasen durchsetztes Viskoelastikum injiziert (Abb. 61), behindern diese die Kapsulorhexis wesentlich (Abb 62).

Bei homogener Füllung der Vorderkammer mit Viskoelastikum (Abb. 63) treten hingegen keine störenden Lichtbrechungen etc. auf.

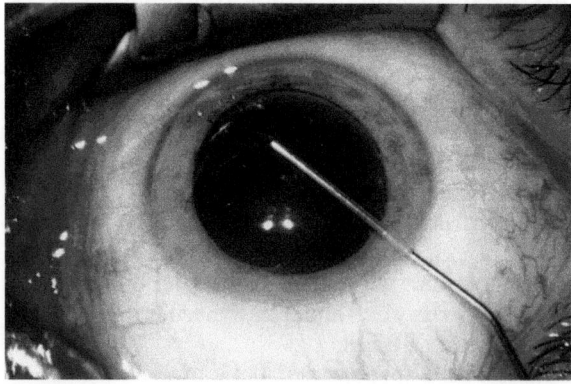

**Abb. 59.** Injektion des Viskoelastikums über eine Parazentese

---

[2] (Stegmann & Miller, 1982)
[3] (Friedburg, 1994)

## Spezielle Einsatzmöglichkeiten von Viskoelastika

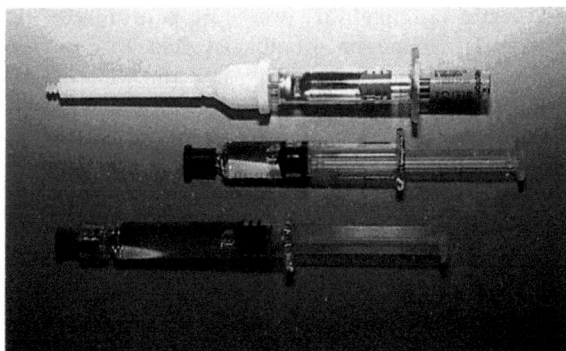

**Abb. 60.** Vergleich der neuen Ampullen verschiedener Viskoelastikum-Präparate hinsichtlich eingeschlossener Luftbläschen. Die obere Ampulle des Viskoelastikum-Präparates weist kein Luftbläschen, die des mittleren ein Bläschen und die des unteren, zwei Luftbläschen (an den Ampullenenden) auf

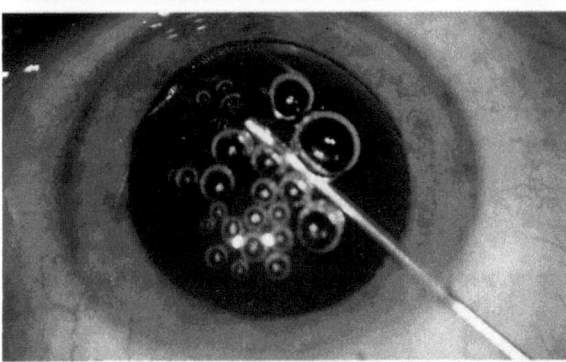

**Abb. 61.** Im Viskoelastikum gefangene Luftblasen nach der Vorderkammerinjektion (vgl. Text)

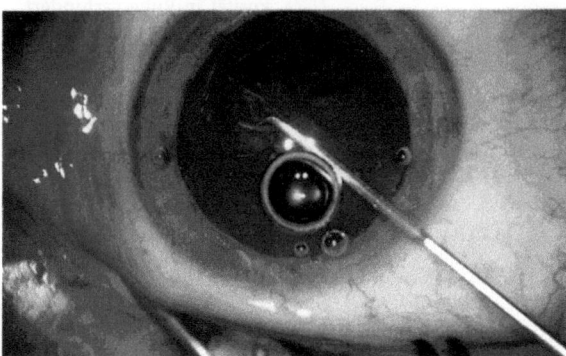

**Abb. 62.** Beeinträchtigte Übersicht bei der Kapsulorhexis durch optisch störende Lufteinschlüsse im injizierten Viskoelastikum

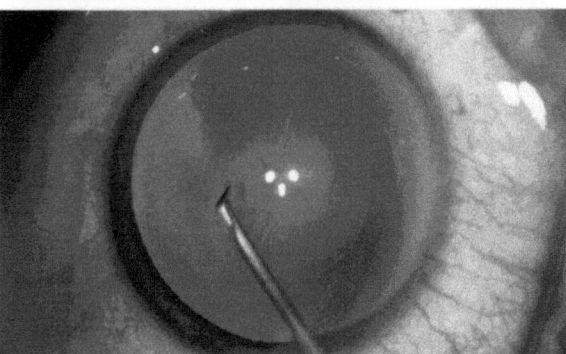

**Abb. 63.** Gute Übersicht durch eine homogene Vorderkammerausfüllung bei der Kapsulorhexis mit manuell gebogener Kanüle (26 G, Sterican®, Fa. Braun, Melsungen)

Wird die Rhexis mit einer Pinzette durchgeführt, was eine kontrollierte Bewegung der Kapsel in allen drei Dimensionen erlaubt, ist eine größere Bulbuseröffnung erforderlich (Abb. 64). Eine hohe Viskosität in Ruhe (Nullscherviskosität) verhindert bei diesem Manöver den Austritt des Viskoelastikums über den Zugang aus dem Auge, der mit einer Abflachung der Vorderkammer einhergehen würde. Weiterhin hält ein hoch-viskoses Viskoelastikum hierbei die Vorderkammertiefe in Abhängigkeit von der Relaxationszeit aufrecht.

Die Injektion eines gering kohäsiven und gut benetzenden Viskoelastikums (Abb. 65) bietet für die eigentliche Phakoemulsifikation (Abb. 66) und das nachfolgende Irrigations-/Aspirations-Manöver (Abb. 67) einen wünschenswerten Endothelschutz, ohne daß das Viskoelastikum frühzeitig aus dem Auge gespült wird.

Nach Beendigung der Kapselpolitur wird durch die Injektion eines Viskoelastikums der Kapselsack entfaltet und ausgespannt (Abb. 68) und dadurch Raum für die somit erleichterte intrakapsuläre Linsenimplantation geschaffen.

Nach der Linsenimplantation empfiehlt sich eine gründliche Entfernung des Viskoelastikums (Abb. 69, vgl. auch Kapitel 8 Absaugung des Viskoelastikums).

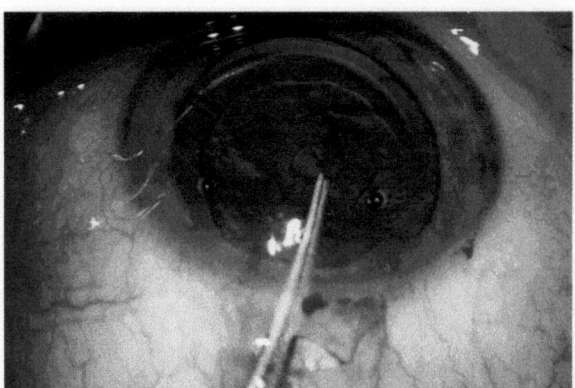

**Abb. 64.** Kapsulorhexis mit Pinzette (Kapsulorhexispinzette, extra fein, Fa. Geuder, Heidelberg): Eine hohe Viskosität in Ruhe verhindert den unerwünschten Austritt des Viskoelastikums aus dem Auge

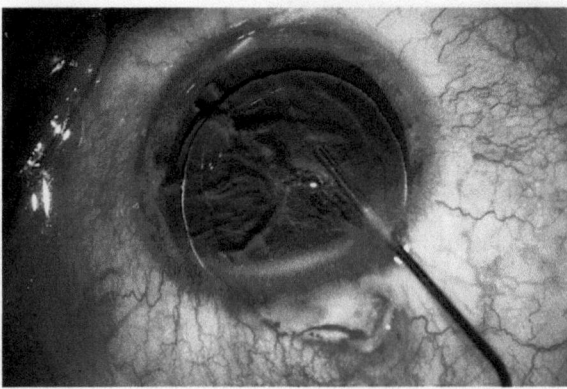

**Abb. 65.** Injektion eines niedrig-kohäsiven und gut benetzenden Viskoelastikums vor dem Phakoemulsifikationsmanöver

# Spezielle Einsatzmöglichkeiten von Viskoelastika

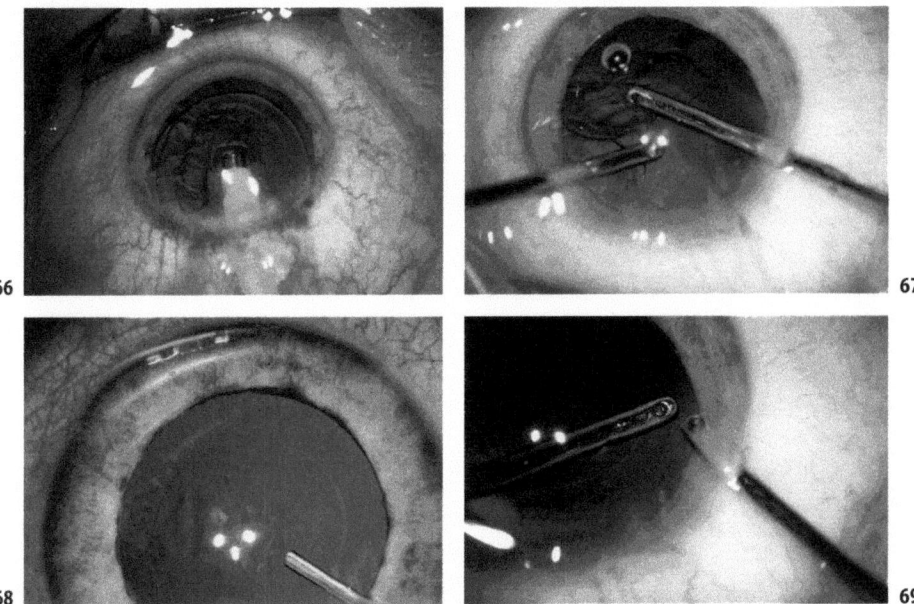

**Abb. 66.** Phakoemulsifikation unter Schutz des Hornhautendothels mit Viskoelastikum

**Abb. 67.** Bimanuelle Absaugung der Linsenrinde mit dem Spül- und Saughandgriff nach Schmack (Spülöffnung: 0,5 mm, Saugoffnung: 0,3 mm, Fa. Geuder, Heidelberg)

**Abb. 68.** Injektion des hoch-viskósen Viskoelastikums zum Stellen der Vorderkammer und Ausspannen des Kapselsackes vor der Linsenimplantation

**Abb. 69.** Bimanuelle Absaugung des Viskoelastikums mit dem Irrigations-/Aspirationssystem nach Schmack nach der Hinterkammerlinsenimplantation

## Komplikationen und schwierige Ausgangssituationen

Insbesondere unter erschwerten Bedingungen erleichtern Viskoelastika die Arbeit:

- Abdichtung von blutenden Gefäßen z. B. der Iris oder der Inzision
- Selektive Immobilisierung von Gewebe (z. B. Iris; Abb. 70) für die gezielte chirurgische Behandlung (u. a. Sphinkterotomie, Iridotomie)[4]
- Tamponade eines Zugangs, um dem Ausweichen von Luft, Kammerwasser oder Glaskörper entgegenzuwirken
- Zurückdrängen einer choroidalen Blutung
- Reposition und Behandlung einer Descemetmembranablösung[5]
- Selektive Abdichtung eines Einrisses in der Hinterkapsel für einen gewissen Zeitraum, um die Kern- bzw. Kortexentfernung abzuschließen
- Tamponade von Hinterkapselrupturen zur Positionierung der Intraokularlinse

---

[4] (Steuhl, Weidle & Rohrbach, 1992)
[5] (McAuliffe, 1982)

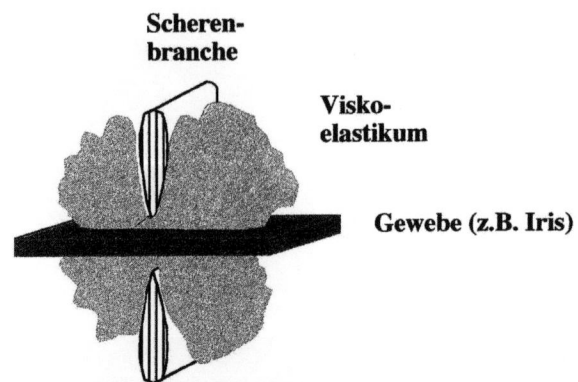

**Abb. 70.** Das Einbetten von Gewebe (z. B. Iris) durch Viskoelastikum dient der Immobilisation. Das Gewebe kann nun unabhängig von der Stellung der Scherenkante bearbeitet werden. Ein Ausweichen des Gewebes z. B. in Richtung Scherenspitze während des Schneidens ist selten, weshalb auch die Verwendung einer Mikroschere (kurze, weit geoffnete Branchen) möglich ist

- Erleichterung der Kapsulotomie bei maturer Katarakt mit verflüssigtem Linsenmaterial
- Zurückdrängen von Glaskörper bzw. vorderer Glaskörpergrenzmembran bei der primären und sekundären Intraokularlinsenimplantation, Entfernung oder Austausch
- Plazierung einer Naht zur Intraokularlinsenfixation
- Aufrechterhalten der Vorderkammer während der Reposition einer dislozierten Intraokularlinse
- Kapselsackdissektion (z.B. zur Rezentrierung von IOL)[6]
- Einsatz als chirurgisches Instrument während der Entfernung einer Vorderkammer-, Hinterkammer- oder Irisclip-Linse
- Zurückdrängen und Schutz der vorderen Glaskörpergrenzmembran, bei der Hinterkapseleröffnung im Rahmen der Nachstardiszission[7]
- Operation der kindlichen Katarakt[8]

Exemplarisch herausgehoben sei der Nutzen von Viskoelastika bei maturer Linse mit Linsenrindenverflüssigung (vgl. Abb. 71). Ist die mature Linse intumescent, können hoch-visköse Viskoelastika in gewissem Rahmen in der Vorderkammer einen Gegendruck aufbauen und ein unkontrolliertes Einreißen der vorderen Linsenkapsel bei der Kapseleröffnung verhindern. Ist der Druck in der Linsenkapsel allerdings schon zu hoch, so kann dieses Ziel nicht mehr erreicht werden (es gelingt niemandem, eine Kapsulorhexis an einem aufgeblasenen Luftballon zu vollbringen). Zudem schafft das Viskoelastikum durch Verdrängung des milchig-weißen, verflüssigten Linseninhaltes aufgrund seiner Transparenz günstigere optische Verhältnisse.

---

[6] (Mandelcorn, 1995)
[7] (Weidle, Lisch & Thiel, 1986)
[8] (Gimbel et al., 1993; Menezo, Taboada & Ferrer, 1985)

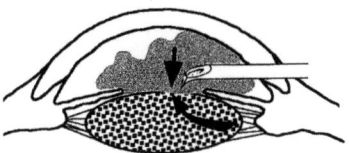

**Abb. 71.** Viskoblockade und Übernahme der Funktion der Linsenkapsel bei maturer Katarakt mit Linsenverflüssigung: Das Viskoelastikum wird über der Kapsulotomie positioniert, um dem Übertritt von verflüssigtem Linsenmaterial in die Vorderkammer bei der Kapsulotomie/-rhexis entgegenzuwirken. Dies erleichtert das Führen bzw. Schneiden der Linsenkapsel und wirkt einer Verschlechterung des Einblicks durch Vermengung von verflüssigtem Linsenmaterial mit dem Kammerwasser entgegen

Empfehlungen zur Phakoemulsifikation des abgesunkenen Linsenkernes werden von Röver (1995), zur Elevation der subluxierten Linse von Toczolowski (1987) und zum IOL-Austausch unter Viskoelastikumeinsatz von Apple und Mitarbeitern (1989) gegeben.

### „Soft-shell"-Technik

Die sogenannte „Soft-shell"-Technik wurde von Steve Arshinoff 1996 zuerst vorgestellt (Arshinoff, 1998). Sie wurde in der Absicht entwickelt, die Vorteile sowohl der Viskoelastika mit niedriger Viskosität als auch derer hoher Viskosität zu nutzen und deren Schwächen beim alleinigen Einsatz bei der Phakoemulsifikation zu minimieren. In der ersten Phase der „soft-shell"-Technik im Rahmen der Kataraktoperation wird zunächst das niedrig-visköse Viskoelastikum (z. B. Viscoat®) in die zentrale Pupillenregion injiziert, so daß es ein hügelförmiges Depot auf der Linsenoberfläche bildet (Abb. 72). Dann wird das Viskoelastikum mit höherer Viskosität in Ruhe (z. B. Provisc®) im Zentrum des niedrig-viskösen Viskoelastikums injiziert, so daß dieses nach außen verdrängt wird und eine gleichmäßige Schicht, besonders auch unter dem Hornhautendothel, bildet (Abb. 73). Die Kapsulorhexis kann in dieser Viskoelastikumumgebung mit der erwünschten Vorderkammerstabilität vorgenommen werden, die mit einem niedrig-viskösen Viskoelastikum alleine nicht erreichbar ist. Das höher-visköse Viskoelastikum verläßt zu Beginn der Phakoemulsifikation relativ früh die Vorderkammer, wohingegen das niedrig-visköse Viskoelastikum als Schutzschicht am Hornhautendothel möglichst ohne irreguläre Beugungszone, die die Sicht des Operateurs beeinträchtigen könnte, zurückbleibt (Abb. 74). Vor der IOL-Implantation wird in der zweiten Phase der Kapselsack zunächst mit dem höher-viskösen Viskoelastikum (z. B. Provisc®) gestellt (Abb. 75) und anschließend das niedrig-visköse Viskoelastikum inmitten des höher-viskösen Viskoelastikums injiziert (Abb. 76). Das niedrig-visköse Viskoelastikum im Inneren der Vorderkammer soll nun aufgrund eines geringeren Widerstands das Einführen von Instrumenten sowie die IOL-Implantation erleichtern (Abb. 77). Die höhere Kohäsion des höher-viskösen Viskoelastikums in der Außenschicht soll die gemeinsame Entfernung der Viskoelastika am Ende der Operation erleichtern (Abb. 78).

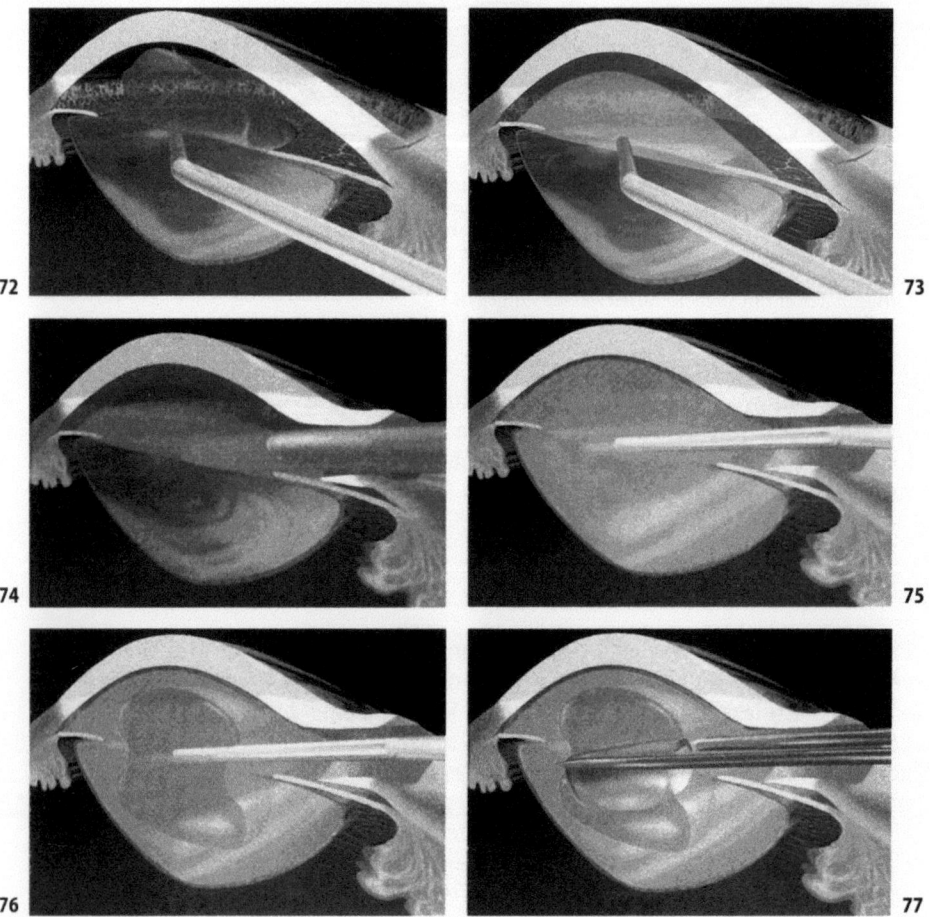

**Abb. 72.** Injektion des niedrig-viskösen Viskoelastikums in die zentrale Pupillenregion

**Abb. 73.** Injektion des hoher-viskösen Viskoelastikums im Zentrum des niedrig-viskösen Viskoelastikums

**Abb. 74.** Phakoemulsifikation unter dem niedrig-viskosen Viskoelastikum, das als Schutzschicht am Hornhautendothel verbleiben soll

**Abb. 75.** Stellen der Voderkammer und Ausspannen des Kapselsacks mit dem höher-viskosen Viskoelastikum

**Abb. 76.** Injektion des niedrig-viskosen Viskoelastikums in das Innere des hoher-viskosen Viskoelastikums

**Abb. 77.** Einführen der Faltpinzette mit IOL-Implantation im niedrig-viskösen Viskoelastikum

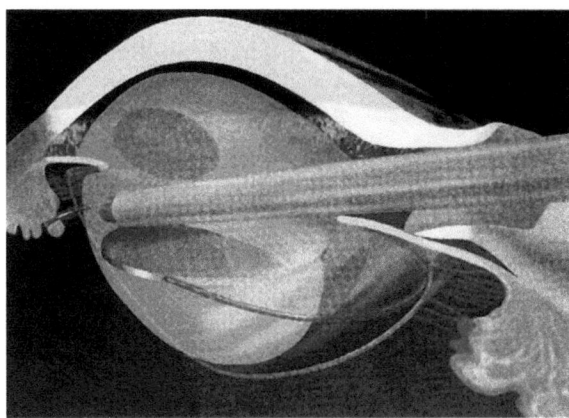

**Abb. 78.** Absaugung der beiden Viskoelastika am Ende der Kataraktoperation

Eine Kombination zweier viskoelastischer Substanzen (0,35 ml Viscoat® und 0,4 ml Provisc®) für diesen kombinierten Einsatz wird in einem Doppelpack als DuoVisc® kommerziell vertrieben.

An der „Soft-shell"-Technik wird kritisiert, während der ersten Phase sei eine relativ große Menge an höher-viskösem Viskoelastikum erforderlich. Im weiteren Verlauf der Operation könne deshalb manchmal ein Mangel entstehen. In der zweiten Phase könne das niedrig-visköse Viskoelastikum hinter die IOL gelangen und hier schwieriger abzusaugen sein.

## „Best of both worlds"-Technik

Diese Technik wurde erstmals von Thierry Amzallag beschrieben, um die o. a. möglichen Nachteile der „Soft-shell"-Technik zu überwinden. Bei dieser Technik wird zuerst das niedrig-visköse Viskoelastikum (z. B. Viscoat®) injiziert (Abb. 79) und anschließend eine dünne Lage des höher-viskösen Viskoelastikums unter das niedrig-visköse Viskoelastikum auf die Linse verteilt (Abb. 80). Somit könnte die Kapsulorhexis unter dem höher-viskösen Viskoelastikum, das eine höhere Pseudoplastizität aufweist, vorgenommen werden (Abb. 81). Während auch hierbei das höher-visköse Viskoelastikum im Verlaufe der Phakoemulsifikation die Vorderkammer verläßt, ist möglicherweise der Anteil an niedrig-viskösem Viskoelastikum in der Vorderkammer vergleichsweise größer (Abb. 82). Vor der IOL-Implantation wird das höher-visköse Viskoelastikum in den Kapselsack injiziert (Abb. 83) und auf dieses dann das niedrig-visköse Viskoelastikum unter das Hornhautdach breitflächig verteilt (Abb. 84). Somit wird die Wahrscheinlichkeit reduziert, daß niedrig-visköses Viskoelastikum nach der IOL-Implantation hinter die IOL gelangt (Abb. 85). Am Ende der Operation werden die beiden Viskoelastika, das höher-visköse Viskoelastikum aus dem Kapselsack und über der IOL, das niedrig-visköse im Bereich der Hornhautrückfläche abgesaugt (Abb. 86).

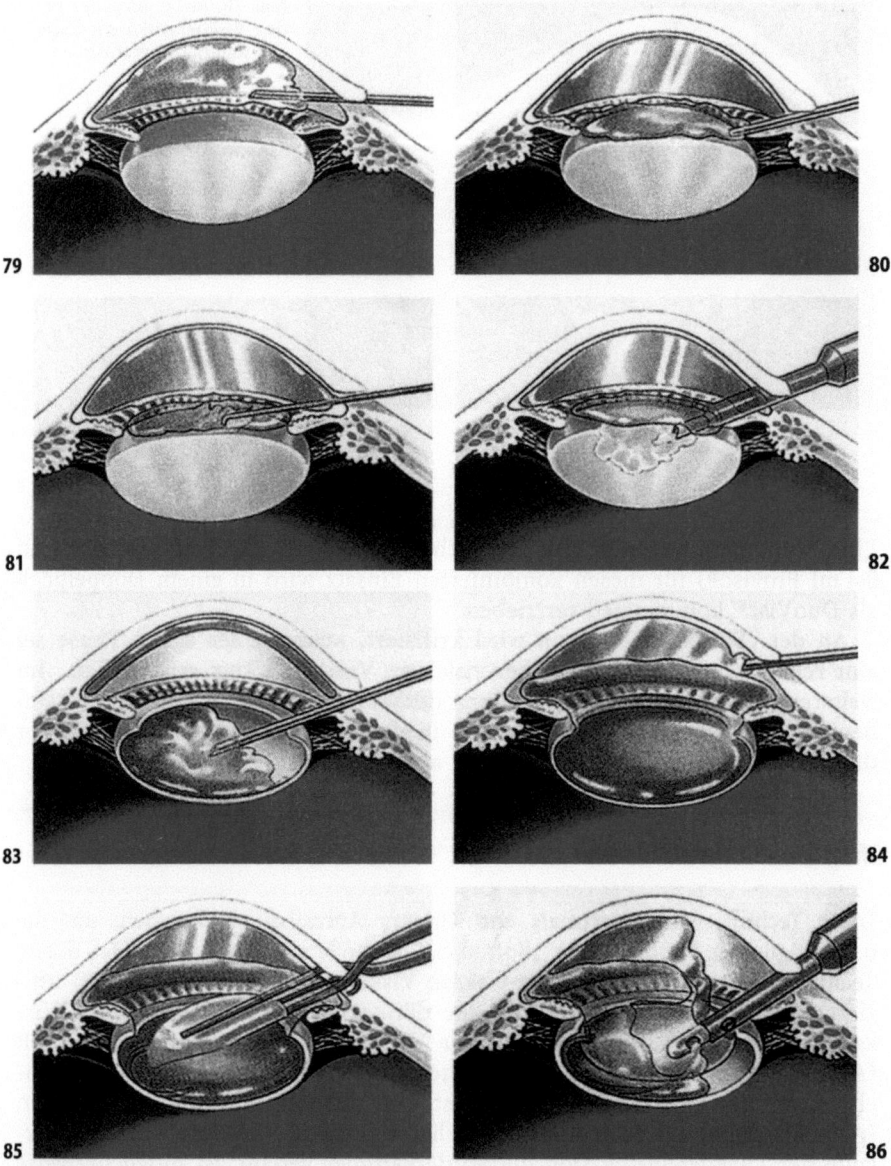

**Abb. 79.** Injektion des niedrig-viskösen Viskoelastikums in die Vorderkammer
**Abb. 80.** Injektion des hoher-viskösen Viskoelastikums unter das niedrig-viskose Viskoelastikum auf die Linsenvorderfläche
**Abb. 81.** Kapsulorhexis unter dem hoher-viskosen Viskoelastikum
**Abb. 82.** Phakoemulsifikation unter dem niedrig-viskösen Viskoelastikum, ähnlich wie bei der „Soft-shell"-Technik (hoch-viskoses Viskoelastikum wird fruhzeitig aspiriert)
**Abb. 83.** Injektion des höher-viskösen Viskoelastikums in den Kapselsack und etwas in die Vorderkammer
**Abb. 84.** Injektion des niedrig-viskosen Viskoelastikums über das hoher-visköse Viskoelastikum unter das Hornhautendothel
**Abb. 85.** Implantation der IOL in den Kapselsack
**Abb. 86.** Absaugung beider Viskoelastika

Der wesentliche Unterschied zur „Soft-shell"-Technik besteht darin, daß in jeder Phase zwei statt der drei Viskoelastikumschichten bestehen, das vermeindlich endothelprotektivere niedrig-viskose Viskoelastikum in jeder Phase auch endothelial gelegen ist und die IOL-Implantation komplett in dem Viskoelastikum mit höherer Nullscherratenviskosität und höherer Pseudoplastizität erfolgt.

## Implantation faltbarer Intraokularlinsen

Die manuelle Implantation faltbarer Intraokularlinsen (Abb. 87) ist bei tiefer, stabiler Vorderkammer und gleichmäßig ausgespannter Hinterkapsel wesentlich erleichtert, schonender und komplikationsärmer. Für das Einführen der gefalteten IOL in den Kapselsack (Abb. 88), die Positionierung der IOL vor der Entfaltung (Abb. 89) und die kontrollierte Entfaltung in den Kapselsack sollten insbesondere Viskoelastika mit hoher Viskosität und hoher Elastizität bei niedriger Scherrate (z. B. Healon® GV) verwendet werden. Die Entfernung nach der Implantation (Abb. 90) ist bei kohäsiven Viskoelastika leichter als bei dispersen.

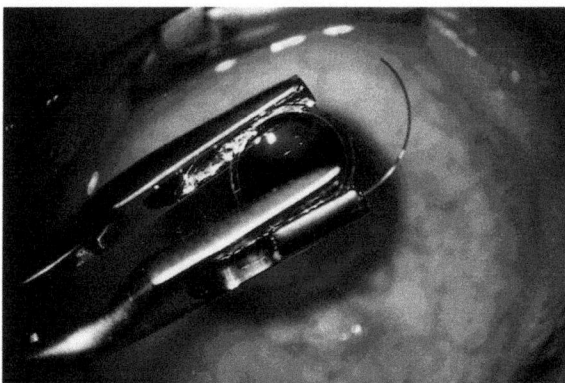

**Abb. 87.** Faltbare Hinterkammerlinse (SA-40, Fa. Allergan, Ettlingen) in dem Vorfaltzängchen (Universal Vorfaltzängchen nach H.-R. Koch, Fa. Geuder, Heidelberg)

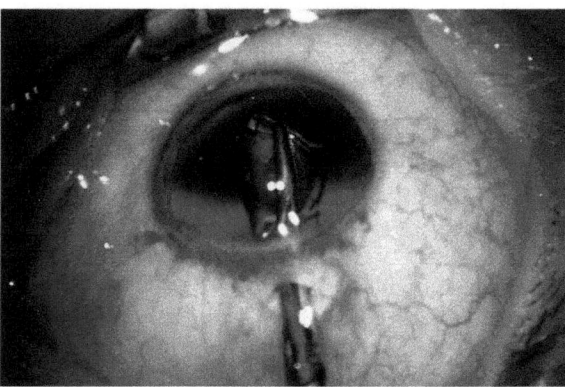

**Abb. 88.** Implantation dieser faltbaren IOL mit der Faltpinzette (Fa. Geuder, Heidelberg) in den Kapselsack (vor IOL-Rotation)

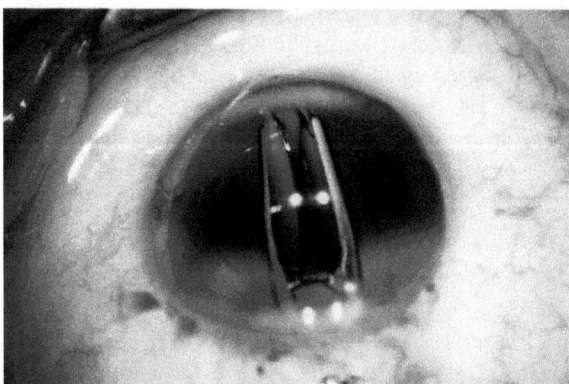

**Abb. 89.** Implantation dieser faltbaren IOL mit der Faltpinzette (Fa. Geuder, Heidelberg) in den Kapselsack (vor Entfaltung)

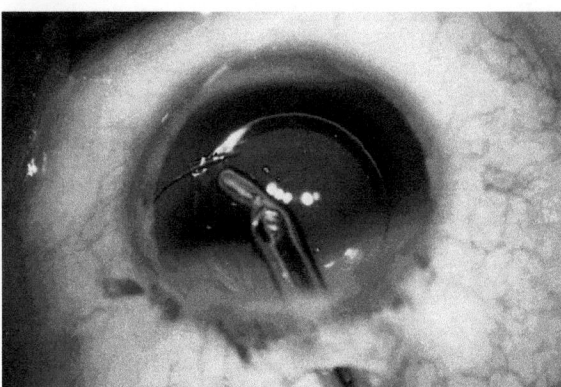

**Abb. 90.** Absaugung des Viskoelastikums mit dem abgewinkelten Spül- und Saughandgriff (Fa. Geuder, Heidelberg) nach der Implantation einer multifokalen IOL (Modell SA-40, Fa. Allergan, Ettlingen)

Bei Einsatz eines Injektors (Shooters oder Unfolders) zur Intraokularlinsenimplantation ist die Verwendung eines Viskoelastikums erforderlich. An das Viskoelastikum werden dann andere Anforderungen gestellt. Ein kleiner Wasserkontaktwinkel erlaubt eine gute Benetzung der Kartusche (Abb. 91) und faltbaren IOL (Abb. 92). Während der Injektion (Abb. 93) sind eine hohe Pseudoplastizität oder eine niedrige Viskosität bei hohen Scherraten erforderlich, um einem direkten Schleifen der IOL an der Innnenfläche des Injektorsystems vorzubeugen. Durch die Linsenfaltung in der Kartusche (Abb. 94) kommt es zu beträchtlichen Kräften, die bei hoher Viskosität bei großen Scherraten auch zum Einreißen der Kartuschenwandung (Abb. 95, 96) bzw. der IOL führen können (Abb. 97). Für die Entfaltung der IOL im Kapselsack sind die selben Anforderungen an das Viskoelastikum zu stellen wie bei der manuellen Implantation faltbarer IOL.

Unter Anwendung eines benetzenden Viskoelastikums mit hoher Scherrate läßt sich die IOL kontrolliert entfalten (Abb. 98).

Bei Verwendung von Acrylatlinsen kann die Optik beim Faltungsprozeß – ob manuell oder mit Injektor – mit einem Viskoelastikum benetzt werden, um ein Verkleben der Linsenoptik in der gefalteten Position zu verhindern.

## Spezielle Einsatzmöglichkeiten von Viskoelastika

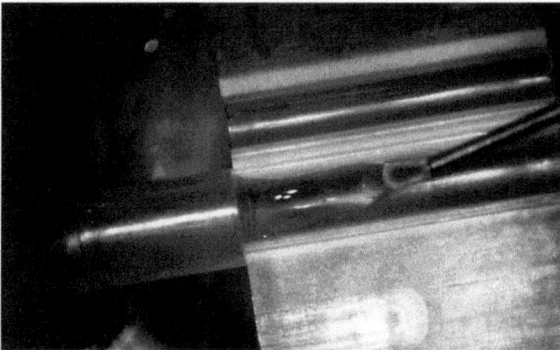

**Abb. 91.** Benetzung der Kartusche eines Injektors mit einem Viskoelastikum vor dem Einlegen der IOL am Beispiel des AMO® Phaco Flex II® Implantationssystems (Unfolder™, Fa. Allergan, Ettlingen): Das Viskoelastikum wird in das Lumen der Kartusche und in die Führungsrinnen injiziert

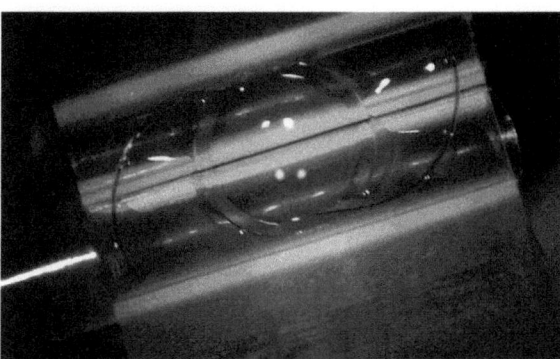

**Abb 92.** Die IOL wird mit der Vorderseite nach oben über das mittlere Scharnier der Kartusche in das Viskoelastikum eingebettet und die Flügel der Kartusche geschlossen

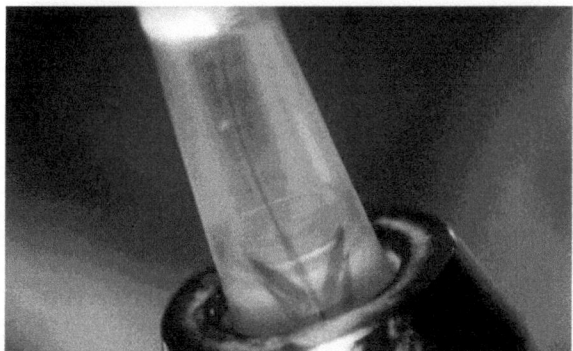

**Abb. 93.** Die IOL wird in den Mündungskanal der Kartusche vorgeschoben. Die Kartusche ist mit Viskoelastikum gefüllt, was an einer kleinen Luftblase links neben der Führungshaptik zu erkennen ist (Detail)

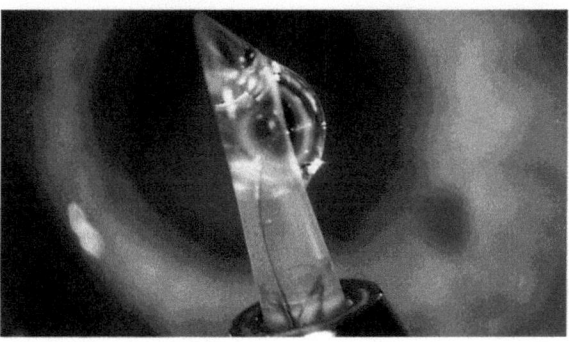

**Abb. 94.** Übersicht (vgl. Abb. 93)

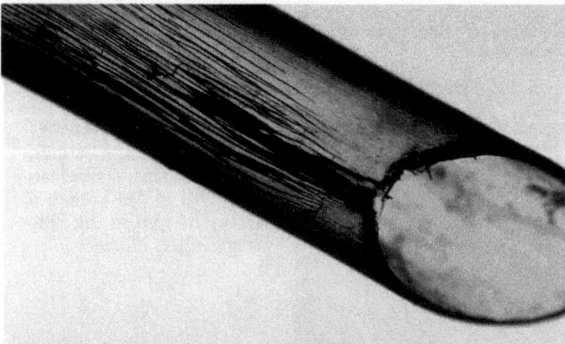

**Abb. 95.** Lichtmikroskopische Aufnahme eines länglichen Einrisses der Kartuschenwandung im Bereich der Mündung nach Einsatz eines Viskoelastikums mit niedriger Pseudoplastizität und relativ hoher Viskosität bei hohen Scherraten

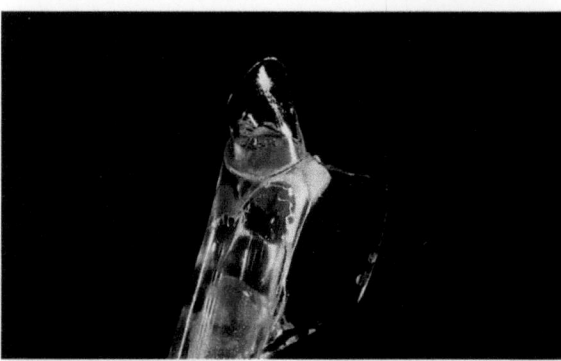

**Abb. 96.** Längsriß eines anderen Injektorsystems Passport (PS-30, Bausch & Lomb, Claremont, Kalifornien, USA) im Bereich der Mündung mit verhakter einstückiger schiffchenförmiger Silikonintraokularlinse (Modell Chiroflex™ C11UB, Chiron, Claremont, Kalifornien, USA) ebenfalls nach korrektem Einsatz eines Viskoelastikums, das eine niedrige Pseudoplastizität und eine relativ hohe Viskosität bei hohen Scherraten aufweist

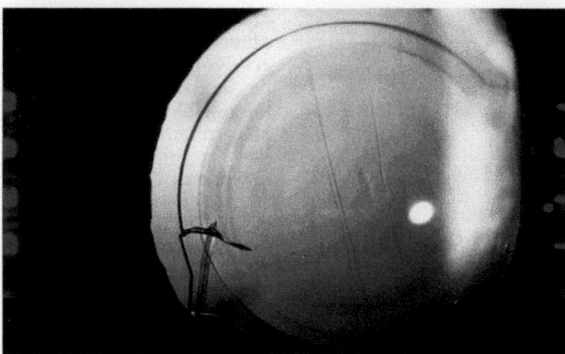

**Abb. 97.** Materialeinriß im Optik-Haptik-Übergang einer faltbaren Silikon-IOL nach Implantation mittels Injektorsystem

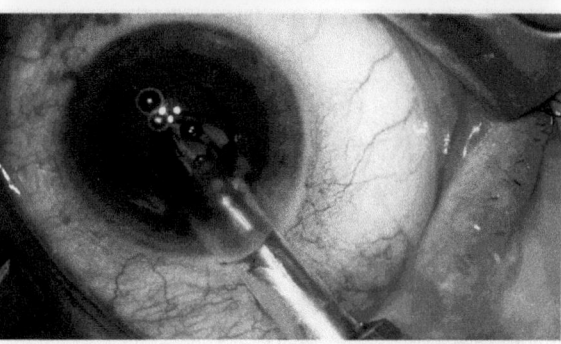

**Abb. 98.** Freigabe der IOL aus der Kartusche und Entfaltung der IOL im Kapselsack unter Viskoelastikumschutz

## Perforierende Keratoplastik

Alpar (1984) fand nach dem Einsatz von Healon® im Rahmen verschiedener penetrierender Keratoplastiken einen geringeren Endothelzellverlust von 10,1-12,2% als in der Kontrollgruppe (19,4-20,2%). Der endothel- und hornhautprotektive Effekt von Viskoelastika bei der Keratoplastik wurde in einer Vielzahl weiterer Studien bestätigt (Miller & Stegmann, 1981; Polack et al., 1981; Polack, 1982).

Das Viskoelastikum kann während verschiedener Schritte der Keratoplastik zum Einsatz kommen (Severin & Hartmann, 1984; Stegmann & Miller, 1981). Insler (1985) verwendete Healon® zur Benetzung des Trepans vor der Präparation der Spenderhornhaut. Die Injektion des Viskoelastikums in die Vorderkammer vor der Trepanation verringert eine mögliche Schädigung des darunterliegenden Gewebes und ermöglicht das Anlegen einer möglichst regulären Transplantat-Schnittkante (Gruber et al., 1984).

Die Trepanation eines Auges mit durchgreifender Hornhautverletzung wird durch die Instillation eines Viskoelastikums in die Vorderkammer erleichtert (Maguen et al., 1984). Besonders hilfreich ist die Bildung eines Viskoelastikumdepots nach Entfernung der Empfängerhornhaut bis eine gleichmäßige Oberfläche entsteht. Das Depot wirkt somit als Unterlage bzw. Kissen, auf dem dann die Spenderhornhaut stabilisiert und zurechtgelegt wird (vgl. Abb. 99). Hierdurch wird die nachfolgende Adaptation der Spenderhornhaut durch Nähte erleichtert. Auch wirkt das Viskoelastikum hierbei einer Dislokation des Spenderscheibchens in die Vorderkammer entgegen (Steele, 1983). Das höher-viskose hyaluronsäurehaltige Viskoelastikum (Healon® GV) mit höherer Konzentration war dem niedriger-viskösen Viskoelastikum (Healon®) in bezug auf die Vorderkammerstabilisierung überlegen (Völker-Dieben, Regensburg & Kruit, 1994).

Ein besonderes Risiko bei der perforierenden Keratoplastik stellt jedoch der Verbleib des Viskoelastikums in der Vorderkammer dar, da meist außer der Trepanationsöffnung kein Zugang zur Vorderkammer geschaffen wird, durch den eine ausreichende Absaugung möglich wäre. Ein kohäsives Visko-

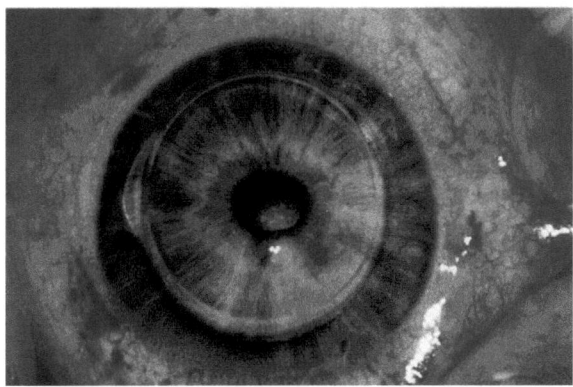

**Abb. 99.** Ein Viskoelastikumkissen in der Vorderkammer dient zur Ablage der Spenderhornhaut in der Trepanationsöffnung

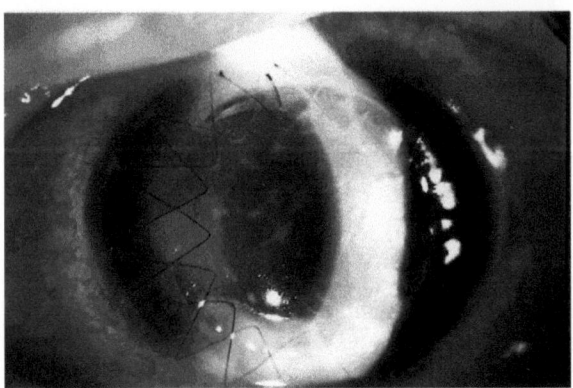

**Abb. 100.** Glaukomflecken auf der vorderen Linsenkapsel durch Augeninnendruckdekompensation nach perforierender Keratoplastik (1. postoperativer Tag)

elastikum kann eventuell optisch kontrolliert bei lockerer Fadenspannung aus der Vorderkammer gespült werden. Zur Sicherheit sollte das Viskoelastikum gegebenenfalls über zwei separate erweiterte Parazentesen durch Irrigation und Aspiration bimanuell entfernt werden. Andernfalls ist ein massiver Anstieg des intraokularen Drucks möglich (Schwenn & Pfeiffer, 1997). Sogar die Ausbildung von Glaukomflecken der vorderen Linsenkapsel durch die Augeninnendruckdekompensation ist möglich (vgl. Abb. 100).

In einer randomisierten Untersuchung fanden sich vergleichbare Augeninnendrucksteigerungen nach perforierender Keratoplastik und Belassen der viskoelastischen Substanzen bei Verwendung von Healon® und Viscoat®, allerdings stellte sich die Druckregulierung in der Healon®-Gruppe später ein (Burke, Sugar & Farber, 1990).

## Glaukomchirurgie

Seit ihrer Einführung ist die Trabekulektomie der häufigste fistulierende Eingriff in der chirurgischen Behandlung des Glaukoms (Cairns, 1968; Watson, 1970, Watson & Barnett, 1975). Einer der Vorteile dieses Eingriffs ist die vergleichsweise geringere Inzidenz an Vorderkammerabflachung (5–10%) oder gar -aufhebung (2–4%), z.B. im Vergleich zur Iridencleisis (24%) oder Scheie-OP (37%; Scheie, 1962; D'Ermo, Bonomi & Duro, 1979; Zaidi, 1980). Die, wenn auch seltene, flache oder aufgehobene Vorderkammer bei der Trabekulektomie spielt eine wichtige Rolle als Mechanismus der Kataraktentstehung. 60% der neu aufgetretenen Katarakte in den ersten sechs Monaten nach Trabekulektomie wiesen eine flache oder aufgehobene Vorderkammer auf (Mills, 1981). Die Fähigkeit von mittel-visköser Hyaluronsäure, postoperativ in der Vorderkammer für einen gewissen Zeitraum zu verbleiben und diese aufrecht zu erhalten, gab einigen Glaukomchirurgen Anlaß zur Hoffnung auf eine geringere Rate an postoperativer Vorderkammerabflachungen durch den Einsatz von Hyaluronsäure im Rahmen der Trabekulektomie. Pape und Balazs (1980) untersuchten 15 Patienten nach Trabekulektomie mit Einsatz von Healon® und schlußfolgerten, daß das Viskoelastikum das operative

Vorgehen erleichterte und die Vorderkammertiefe in allen Fällen bis auf einen aufrecht erhielt. Blondeau (1984) fand ähnliche Ergebnisse und äußerte die Vermutung, daß das Viskoelastikum das trabekuläre Maschenwerk verstopfe, somit das Kammerwasser über die Trabekulektomie abfließe und diese offenhalte. Wilson & Lloyd (1986) untersuchten den Nutzen von Healon® in einer größeren Studie mit 119 Trabekulektomien, ohne daß sich ein signifikanter Unterschied hinsichtlich des postoperativen Augeninnendruckverlaufs und des Visus zwischen der Gruppe mit Healon® und der Kontrollgruppe ergab. Jedoch war die Rate an postoperativen Hyphämata in der Gruppe mit Viskoelastikumeinsatz im Vergleich zur Kontrollgruppe deutlich reduziert (3% vs. 20%). In einer randomisierten kontrollierten klinischen Studie an 29 Augen mit Trabekulektomie konnten Hung (1985) sowie Raitta und Mitarbeiter (1994) ebenfalls keinen statistisch signifikanten Unterschied in der Inzidenz von postoperativer Vorderkammerabflachung und Hypotonie zwischen der Gruppe mit Injektion von Healon® in die Vorderkammer und der Kontrollgruppe feststellen. Hung nahm an, der Grund für den ausbleibenden Vorteil durch den Einsatz von Hyaluronsäure bei der Trabekulektomie könnte darin begründet sein, daß die eingesetzte Hyaluronsäure die Vorderkammer nach Verdünnung durch Kammerwasser am dritten postoperativen Tag z. B. über die Trabekulektomiefistel wieder verläßt. Wand (1988), Charteris und Mitarbeiter (1991) sowie Barak und Mitarbeiter (1992) vertraten dagegen die Meinung, durch Injektion eines Viskoelastikums intraoperativ könnte dauerhaft eine tiefere Vorderkammer erhalten werden.

Charteris und Mitarbeiter (1991) beobachteten nach Anwendung von 1%igem Natriumhyaluronat subkonjunktival und unter dem Skleradeckel die Ausbildung dünnwandigerer Sickerkissen mit mehr Mikrozysten als in der Kontrollgruppe.

Barak und Mitarbeiter (1992) wiesen auf die geringere Endothelzellzahlreduktion nach Trabekulektomie sowie auf häufigere postoperative Augeninnendruckspitzen bei Verwendung von Natriumhyaluronat hin.

Neben der Trabekulektomie (Alpar, 1986; Raitta & Setälä, 1986) profitierten weitere glaukomchirurgische Eingriffe wie die Goniotomie (besonders bei kongenitalem Glaukom), die Zyklodialyse sowie die Goniosynechiolyse durch eine Verbesserung der Sichtverhältnisse, durch Schaffung und Offenhaltung von Raum, z. B. durch die Tamponade und Spreitzung des Kammerwinkels (Wirt, Bill & Draeger, 1992), durch die Separation von Gewebe (gegen eine frühe Verklebung der gelösten Schichten) sowie den hämostatischen Effekt (durch Tamponade eventuell auftretender Blutungen) von dem Viskoelastikumeinsatz (Alpar, 1985; Arnoult et al., 1988; Campbell & Vela, 1984; Draeger et al., 1983; Klemm et al., 1995).

Andere operative Techniken versuchen, entweder ohne den Bulbus zu eröffnen oder ohne eine subkonjunktivale Fistulation einen ausreichend drucksenkenden Effekt zu erzielen. Stegmann propagiert die Viskokanalostomie, bei der es sich nicht um einen nach extern fistulierenden Eingriff im eigentlichen Sinne handelt. Nach Präparation einer sklerokornealen Lamelle wird das Dach des Schlemmschen Kanals eröffnet und eine spezielle Kanüle in den Schlemmschen Kanal eingeführt. Dann wird Healon® GV zur Viskodilatation des Kanals injiziert (vgl. Abb. 101 und 102). Der Kanal wird nach An-

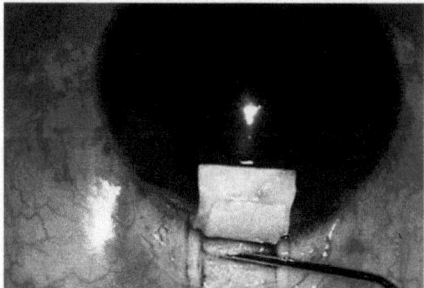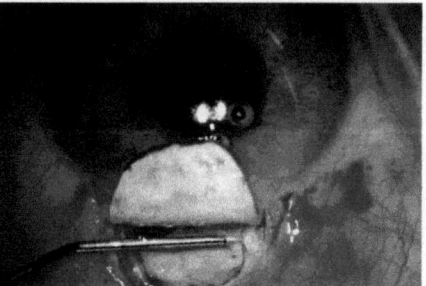

**Abb 101 und 102.** Intraoperativer Situs bei der Viskokanalostomie: Nach der Präparation eines oberflächlichen größeren und eines tiefer gelegenen, kleineren sklerokornealen Deckels unterschiedlicher Konfiguration wird der Schlemmsche Kanal entdacht und ein hoch-viskóses Viskoelastikum in diesen injiziert. Meist wird der Eingriff mit einer tiefen Sklerektomie (Abb. 102; tiefer Deckel bereits entfernt) kombiniert

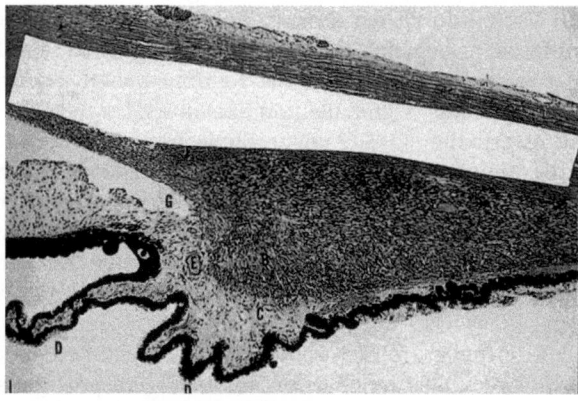

**Abb. 103.** In dieser lichtmikroskopischen Darstellung ist schematisierend derjenige sklerokorneale Anteil nicht dargestellt, der bei der tiefen Sklerektomie entfernt wird. Das tiefe korneale Stroma ist in der Limbusregion bis auf die Descemet Membran entfernt, das Trabekelmaschenwerk und der Schlemmsche Kanal sind entdacht. Der supraziliare Raum ist nur noch durch eine dunne sklerale Lamelle bedeckt

gaben von Stegmann durch diese Injektion von etwa 30 µm auf 150 µm erweitert.

Die gleichzeitig vorgenommene Skelettierung der Descemetschen Membran zentral von der Schwalbeschen Linie kombiniert mit einer tiefen Sklerektomie (eigentlich tiefen Sklerokornektomie) führt zur Bildung eines kleinen Kammerwassersees in der Bulbushülle, der sich über den dilatierten Schlemmschen Kanal entleeren soll. Der Kammerwasserabfluß soll also unter Umgehung des Trabekelwerks durch die kammerwasserdurchlässige Descemet Membran direkt in den Schlemmschen Kanal erfolgen. In Abb. 103 ist schematisierend ein Zustand nach tiefer Sklerektomie dargestellt.

Bei 158 von 195 Augen (145 Patienten) mit primär chronischem Offenwinkelglaukom sank der Intraokulardruck von im Mittel 45 mmHg präoperativ auf 17 mmHg postoperativ (Nachbeobachtungszeitraum: 6–45 Monate), was einer Drucksenkung von 62% entspricht (Stegmann, persönliche Mitteilung, 1998). Bei 37 Augen konnte der Druck postoperativ nicht unter 23 mmHg gesenkt werden. Eine Drucksenkung auf unter 23 mmHg konnte bei Schwarzafrikanern in 82% und bei weißen Patienten in 90% erreicht werden.

Die Autoren möchten hierzu anmerken, daß die kombinierte tiefe Sklerektomie und Viskokanalostomie auch über andere Mechanismen augeninnendrucksenkend wirken könnte. Durch die Injektion des hoch-kohäsiven Viskoelastikums in den Schlemmschen Kanal könnte das Trabekelmaschenwerk vergleichbar der Trabekulotomie zum Teil aufgerissen und dadurch der trabekuläre Abflußwiderstand verringert werden. Die Applikation des Viskoelastikums in den Schlemmschen Kanal sowie in den durch die tiefe Sklerektomie entstehenden sklerokornealen Hohlraum könnte Refluxblutungen in diese Räume verhindern und damit die Ausbildung neuer postkanalikulärer transskleraler Abflußwege unterstützen und gleichzeitig den funktionellen Erhalt existierender drainierender Kammerwasservenen sichern.

Healon® GV wird von Stegmann eingesetzt, um den Schlemmschen Kanal und das Areal der tiefen Sklerektomie mit Viskoelastikum zu tamponieren. Neuerdings werden auch Implantate aus Hyaluronsäure (SKGEL®35, Fa. Corneal, Mainz) oder Schweinekollagen (CGDD 10®, Fa. STAAR Surgical, Monrovia, Kalifornien, USA) hergestellt, die eine längere Verweildauer besitzen.

Viskoelastische Substanzen aus Hyaluronsäure werden auch eingesetzt, um z.B. subkonjunktivale Gewebsspalten im Rahmen fistulierender Eingriffe offenzuhalten. Rationale für diese Maßnahme ist die Hemmung zellulärer Systeme durch Natriumhyaluronsäure. Natriumhyaluronsäure hemmt die Zellmembranbewegung des myelo-lymphatischen Systems (Balazs & Darzynkiewisz, 1973), die gerichtete, chemotaktische und zufällige Zellmigration von Lymphozyten, Granulozyten und mononukleären Phagozyten (Forrester & Wilkinson, 1981), die phagozytotische Aktivität von Makrophagen und Granulozyten, die Transformation und Zellteilung von Lymphozyten (Darzynkiewisz & Balazs 1971) sowie das In-vitro-Wachstum von Gefäßendothelien als ein Teil des retikuloendothelialen Systems (Raymond & Jacobson, 1982). Das Wachstum und die Zellwanderung von Fibroblasten und Epithelzellen wird hingegen durch Natriumhyaluronsäure nicht beeinflußt. Viskoelastische Natriumhyaluronsäure-Lösungen hemmen also vor allem die Bewegung von Entzündungszellen.

In diesem Sinne wirkt Natriumhyaluronsäure anti-inflammatorisch, und die Verhinderung von Gewebsadhäsionen könnte von der Tatsache herrühren, daß Natriumhyaluronsäure Bewegung und Aktivität der myelo-lymphatischen Zellen verlangsamt oder vollständig unterbindet.

Zudem wird nach Angaben von Balazs (1984) die Prostaglandinausschüttung gehemmt.

In der Glaukomchirurgie haben Natriumhyaluronate auch in der Behandlung postoperativer Bulbushypotonien als Therapeutika Anwendung gefunden. Die Bulbushypotonie durch Überfiltration (Abb. 104) ist nicht nur für die Visusentwicklung relevant (Schwenn et al., 1996), sondern auch mit zahlreichen Komplikationen behaftet. Insbesondere bei abgeflachter Vorderkammer (Abb. 105) mit drohendem lentokornealen Kontakt sind therapeutische Maßnahmen geboten.

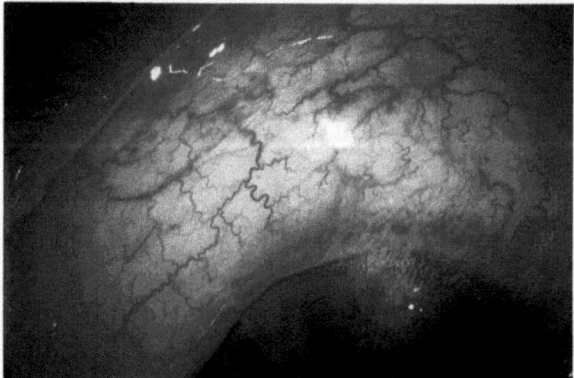

**Abb. 104.** Breit auslaufendes, großes Sickerkissen bei Überfiltration nach fistulierender Glaukomoperation

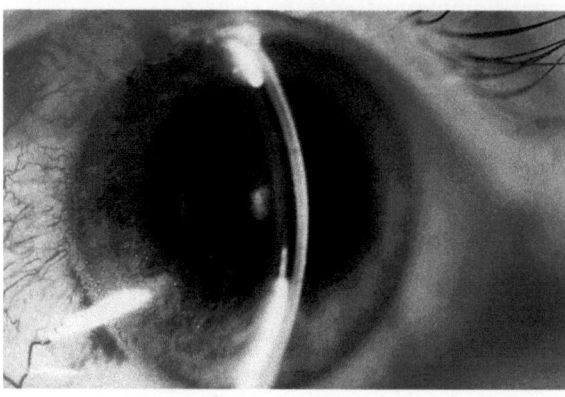

**Abb. 105.** Abgeflachte Vorderkammer mit drohendem lentokornealen Kontakt bei Überfiltration nach fistulierender Glaukomoperation

Eine therapeutische Möglichkeit bei aufgehobener Vorderkammer stellt die Injektion von Natriumhyaluronat in die Vorderkammer dar (s. o.; Juzych et al., 1992). Fourman (1990) hielt diese Maßnahme jedoch für wenig erfolgversprechend, da die Verweildauer des Viskoelastikums nicht lange genug sei.

Hoch-visköse kohärente Viskoelastika sind jedoch nach Einschätzung der Autoren neben weiteren Maßnahmen geeignet, einen drohenden Endothelschaden bei lentokornealem Kontakt zu verhindern. Die Prävention einer Hypotonie sowie die Erkennung möglicher Ursachen (z. B. äußere Fistulation) sind jedoch von übergeordneter Bedeutung.

Auch die intravitreale Injektion von Healon® wird bei schwerer postoperativer Hypotonie und choroidaler Blutung empfohlen (Baldwin et al., 1989; Cadera et al., 1993).

Weiterhin werden Viskoelastika zur Hornhautepithelpflege nach topischer Anwendung von 5-Fluorouracil eingesetzt.

## Traumachirurgie

Aufgrund ihrer die Vorderkammer stabilisierenden und Gewebe separierenden Eigenschaften sind die Viskoelastika in der chirurgischen Versorgung perforierender Bulbusverletzungen ein hochgeschätztes Hilfsmittel und tragen entscheidend dazu bei, den Operationssitus übersichtlicher zu gestalten.

Weiterführende Literatur: Bartholomew, 1987; Brown & Benson, 1989; v. Denffer & Fabian, 1984; Drews, 1986; Hirst & DeJuan, 1982; Lemp, 1982; Maguen et al., 1984; Miller & Stegmann, 1982; Rashid & Waring, 1982; Roper-Hall, 1983; Sholiton & Solomon, 1981; Stegmann & Miller, 1986.

## Hinterabschnittschirurgie

Die Anwendungen von Viskoelastika in der Hinterabschnittschirurgie spielen für die Historie der Viskoelastika eine wesentliche Rolle. Allerdings ist das Anwendungsspektrum – auch durch die Verfügbarkeit neuer Endotamponaden (u. a. Gase, Perfluorkarbone, Silikonöle) in den Hintergrund getreten.

Weiterführende Literatur: Balazs, 1960; Balazs et al., 1972; Balazs & Hutsch, 1976; Brown & Benson, 1989; Crafoord & Stenkula, 1993; Denlinger & Balazs, 1980; Dunn et al., 1969; Folk et al., 1986; Gerke et al., 1984; Kirkby & Gregor, 1987; Kishimoto et al., 1964; Koster & Stilma, 1986a und b; Landers, 1982; Lewis et al., 1996; McLeod & James, 1988; Mori, 1967; Müller-Jensen, 1974; Oosterhuis et al., 1966; Poole & Sudarsky, 1986; Pruett et al., 1972; Scott, 1983; Scuderi, 1954; Stenkula et al., 1981; Stenkula, 1989; Stenzel et al., 1969; Swartz & Anderson, 1984; Vatne & Syrdalen, 1986; Verstraeten et al., 1990; Winter, 1987.

## Revisionsoperationen an äußeren Augenmuskeln

Viskoelastika haben auch Eingang in die Chirurgie der äußeren Augenmuskeln gefunden.

Weiterführende Literatur: Clorfeine & Parker, 1987; Ferreira et al., 1995; und Searl et al., 1987.

## Tränendysfunktion (Benetzungsmittel)

Aufgrund ihrer langen Verweildauer auf der Hornhautoberfläche werden insbesondere disperse HPMC-Produkte mit kleinen Wasserkontaktwinkel intraoperativ zur Epithelbenetzung angewendet. Auch die intraoperative Verwendung hyaluronsäurehaltiger Viskoelastika als benetzendes Kontaktgel – besonders bei längeren Operationen – wurde beschrieben (Federman, Decker & Grabowski, 1983; Norn, 1981). In einer Untersuchung der epithelialen Toxizität verschiedener Viskoelastika wiesen HPMC-haltige Produkte die beste Verträglich auf (Lindquist & Edenfield, 1994). Darüber hinaus gibt es verschiedene Rezepturen für Hyaluronate, die bei Tränendysfunktionen Anwendung finden. Unsere hauseigene Rezeptur lautet:

| Hyaluronsäure-Natrium Augentropfen 0,1% | |
|---|---|
| Hyaluronsäure-Na (Serva 25125) | 0,01 g |
| Liquifilm Augentropfen | ad 10 ml |
| **Hyaluronsäure-Natrium Augensalbe 0,2%** | |
| Hyaluronsäure-Na (Serva 25125) | 0,01 g |
| Phosphatpufferlösung | 1,5 g |
| Adeps lanae anhydr. | 0,1 g |
| Ungt. ophthalm. simpl. | |
| DAC 1986 | ad 5,0 g |

Kommerziell erhältlich sind Rezepturen von Natriumhyaluronat in verschiedenen Konzentrationen (Vislube®: 0,18%; Laservis®: 0,25%; beide Fa. Chemedica, München).

Auch in der Therapie von Verätzungen haben die Viskoelastika Bedeutung erlangt. Bei der Behandlung bakterieller Hornhautulzera wurde Hyaluronsäure ebenfalls erfolgreich eingesetzt (Gandolfi, Massari & Orsoni, 1992).

Weiterführende Literatur: Algawi et al., 1995; Chung et al., 1996; DeLuise & Peterson, 1984; Hamano et al., 1996; Imkamp et al., 1988; Limberg et al., 1987; Mengher et al., 1986; Nelson & Farris, 1988; Polack & McNiece, 1982; Reed et al., 1987; Reim & Saric, 1989; Sand et al., 1989.

# KAPITEL 8

# Absaugung des Viskoelastikums

Bei allen Viskoelastika empfiehlt sich die vollständige Entfernung aus dem Auge, um beispielsweise die Wahrscheinlichkeit eines mitunter deutlichen Anstiegs des Augeninnendrucks zu verringern. Verbleibt Viskoelastikum hinter der IOL, kann es eine Refraktionsänderung bewirken. Bei unzureichender Entfernung kann eine hoch molekulare viskose Substanz nur verzögert aus dem Auge über das Trabekelmaschenwerk abtransportiert werden mit der Folge eines hohen und möglicherweise protrahierten postoperativen Augeninnendruckanstiegs.

Zur Entfernung des Viskoelastikums wurden verschiedene Techniken und Instrumente mit unterschiedlichen Saug-/Spülleistungseinstellungen vorgeschlagen, von denen einige exemplarisch im folgenden beschrieben werden sollen. Die Entfernung des Viskoelastikums durch die gleichzeitige Irrigation und Aspiration über eine (Nevyas, 1987) oder getrennt über zwei Kanülen (Brauweiler, 1996) darf aufgrund der geringeren Wahrscheinlichkeit des Vorderkammerkollapses als weniger traumatisch für das Hornhautendothel angesehen werden als die früher praktizierte initiale Absaugung mit anschließender Stellung der Vorderkammer.

Hoch-viskose Viskoelastika können zudem schwieriger zu entfernen sein und gingen in einigen Studien mit einem höheren Augeninnendruck in der frühpostoperativen Phase einher (Laurell & Philipson, 1995). Es empfiehlt sich besonders bei hoch-viskösen Viskoelastika eine hohe Aspirationseinstellung zur Absaugung. Neben der Möglichkeit, den Saug-/Spülhandgriff zur Absaugung in der Mitte der Vorderkammer über dem Zentrum der Linsenoptik stationär zu positionieren, gibt es im wesentlichen zwei weitere Techniken (Auffarth et al., 1994):

1. Die Spitze des Saug-/Spülhandgriffs wird entlang des Randes der Kapsulorhexis bzw. der Pupille kreisförmig durch die vier Quadranten in der Vorderkammer entlanggeführt oder unter die Linsenoptik vorgeschoben. Hierzu wird das Viskoelastikum zuerst aus der einen Hälfte des Kapselsackes und der Vorderkammer entfernt. Danach wird dann der Handgriff um 180° gedreht, und das Viskoelastikum in der anderen Hälfte abgesaugt (Abb. 106).
2. Der Saug-/Spülhandgriff wird ausgehend vom Zentrum der IOL radiär zur Peripherie unter Drehung entlang der Achse des Tips geführt, um Flüssigkeitsbewegungen hervorzurufen, die den Kapselsack spülen (Arshinoff).

Diese beiden Absaugtechniken erwiesen sich in experimentellen Studien an menschlichen Autopsieaugen besonders für hoch-viskose Viskoelastika ge-

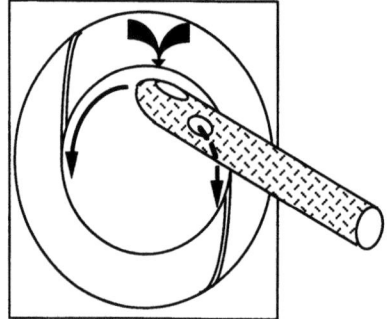

**Abb. 106.** Absaugtechnik: Der Saug-/Spülhandgriff wird kreisförmig entlang des Randes der Kapsulorhexis bzw. der Pupille durch die vier Quadranten in der Vorderkammer entlanggeführt

genüber der zuerst genannten Technik in bezug auf eine nahezu vollständige Entfernung als überlegen (Auffarth et al., 1994; Wesendahl et al., 1994): Mit einer kreisförmigen Bewegung entlang des Kapslorhexisrandes waren Healon® und Healon® GV nach durchschnittlich 17 Sekunden komplett entfernt, wohingegen nach ausschließlicher Positionierung des Saug-/Spülhandgriffes über dem Zentrum der IOL mitunter selbst nach einer Minute die Viskoelastika noch nicht vollständig aus dem Vorderabschnitt entfernt waren. Die kürzesten Absaugzeiten wurden (im offenen System) mit hoher Vakuumeinstellung (250 mmHg) erreicht, wobei sich die Aspirationszeiten für Healon® und Healon® GV nur geringfügig unterschieden (Wesendahl et al., 1994). In einer experimentellen Studie von Assia und Mitarbeitern (1992) an humanen post mortem Augen unterschieden sich die Zeiten zur vollständigen Entfernung der verschiedenen Viskoelastika aus dem vorderen Augenabschnitt deutlich voneinander: Während Healon® und Healon® GV bereits innerhalb von 20 bis 25 Sekunden mit einem automatisierten Irrigations-/Aspirationssystem vollständig abgesaugt waren, konnten die beiden HPMC-Präparate und Viscoat® überwiegend zwar nach einer Minute entfernt werden, jedoch wurde eine vollständige Entfernung erst nach ca. 3 Minuten erreicht. Offenbar übt also neben der Absaugdauer und -technik auch die Art des Viskoelastikums einen Einfluß auf das Ausmaß der Entfernung des Viskoelastikums aus. Dies wurde in einer klinischen Untersuchung von Hütz und Mitarbeitern (1996) bestätigt: Während Healon® gefolgt von Healon® GV am leichtesten aus dem Auge zu entfernen war, erwies sich die Entfernung des HPMC-Produktes Methocel® (besonders aus dem Kammerwinkel und hinter der IOL) und von Viscoat® (besonders vom Endothel und der IOL) als schwieriger.

Die Aspirationskinetik wurde von Poyer und Mitarbeitern im Tiermodell untersucht: Das jeweilige Viskoelastikum wurde für 2 Sekunden mit ansteigendem Vakuum aspiriert und anschließend die Menge an aspiriertem Viskoelastikum quantifiziert. Hieraus ergab sich das in Abbildung 107 dargestellte Ergebnis.

In Abbildung 107 und Tabelle 14 ist zu erkennen, daß zur Aspiration in Abhängigkeit vom angewandten Viskoelastikum eine unterschiedliche Saugleistung erbracht werden muß. Die Aspiration von Healon® GV tritt erst bei einem deutlich höheren Vakuum ein als bei den niedriger viskösen Viskoela-

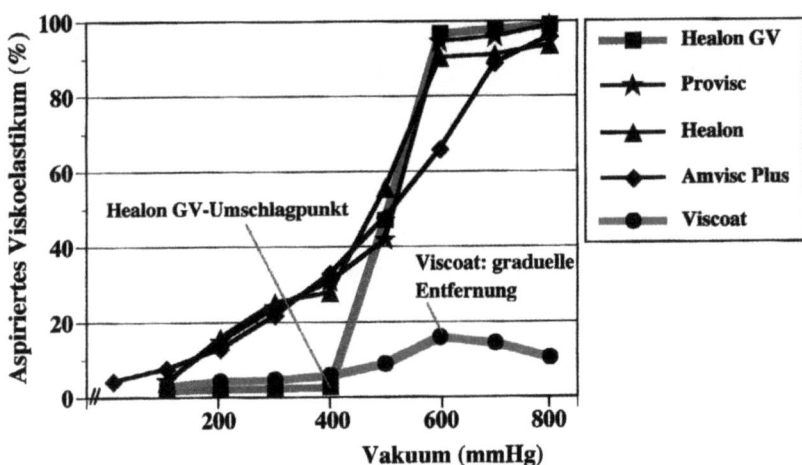

**Abb. 107.** Aspirationskinetik der Viskoelastika in Abhängigkeit vom Vakuum (mmHg); (mod. nach Poyer et al., 1998)

**Tabelle 14.** Aspirationsbeginn der Viskoelastika in Abhängigkeit vom Vakuum (mmHg); mod. nach Poyer et al., 1998

| Viskoelastikum | Umschlagpunkt (mmHg) |
|---|---|
| Healon® GV | 390 |
| Provisc® | 100 |
| Healon® | 100 |
| Amvisc® Plus | 80 |
| Viscoat® | kein |

stika Provisc®, Healon® oder Amvisc®. Für Viscoat® war kein Wert für den Beginn der Aspiration zu ermitteln.

Das Aspirationsverhalten von HPMC-Lösungen unterscheidet sich von dem von Hyaluronsäurelösungen und hängt besonders auch vom Molekulargewicht ab (Silver et al., 1993). HPMC-Lösungen mit niedrigerem Molekulargewicht sind leichter zu aspirieren als solche mit höherem Molekulargewicht (90 000 D), welche erst bei relativ hohen Vakuumeinstellungen zu aspirieren sind (Abb. 108). Eine Hyaluronsäurelösung mit einem Molekulargewicht von ca. 1 Mio. Dalton war ab einer bestimmten Vakuumeinstellung nahezu als Ganzes aspirierbar, wohingegen mit steigendem Vakuum auch zunehmend mehr HPMC (90 000 D) aspirierbar war. Die Verwendung von HPMC beinhaltet eine ähnliche Wahrscheinlichkeit einer postoperativen Erhöhung des Augeninnendrucks wie nach Einsatz von Healon® oder anderen Hyaluronsäureprodukten (Liesegang, Bourne & Ilstrup, 1986; Thomsen, Simonsen & Andreassen, 1987).

Die Sichtbarmachung von Healon® durch fluoreszierende Farbstoffe führte in einer Untersuchung von Smith & Burt (1992) zur rascheren Entfernung des Viskoelastikums und zu einem geringeren Anteil an Augen mit postoperativen Augeninnendruckspitzen als nach Anwendung des ungefärbten Hea-

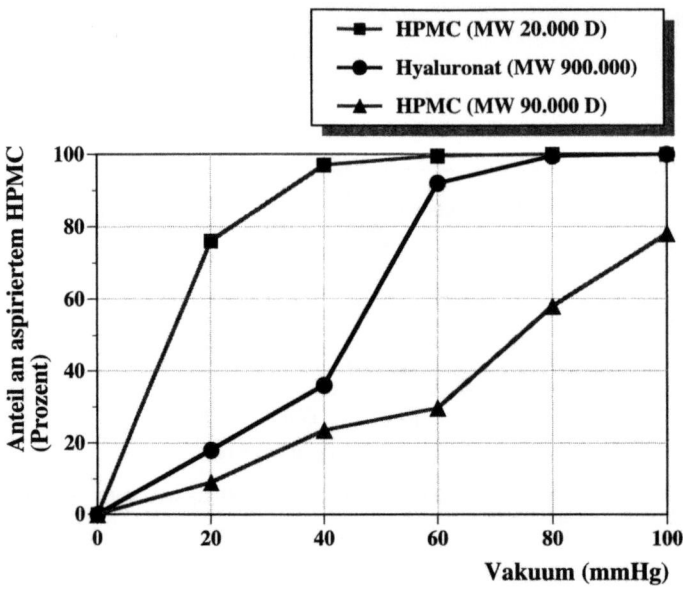

**Abb. 108.** Aspirationskurven von HPMC mit unterschiedlichen Molekulargewichten und Hyaluronsäure bei steigendem Vakuum von 0 bis 100 mmHg (mod. nach Silver et al., 1994)

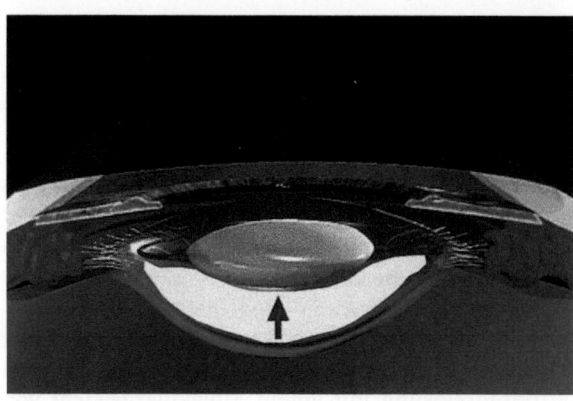

**Abb. 109.** Verbliebenes Viskoelastikum hinter der IOL-Optik infolge unvollständiger Entfernung am Ende der Operation: Es kann zu einem postoperativen Augeninnendruckanstieg, einer Abweichung von der Zielrefraktion oder auch zu einer Änderung der Refraktion im postoperativen Verlauf führen

lon®. Blau eingefärbtes Healon® erwies sich in einer Studie von Drews (1989) von Vorteil.

In einer Studie von Wedrich und Menapace (1992) senkte die Entfernung des Viskoelastikums hinter der IOL die Inzidenz von postoperativen Druckspitzen in der frühpostoperativen Phase (Abb. 109). Um das hinter der IOL gelegene Viskoelastikum zu mobilisieren, wird der Saug-/Spülhandgriff in der Regel leicht auf die IOL-Optik gedrückt. Auf ein Absaugen des Viskoelastikums hinter der IOL durch Bewegung des Saug-/Spülhandgriffs hinter die IOL kann häufig verzichtet werden. Dieses Manöver kann mit einer Aspiration der Hinterkapsel und damit einer erhöhten Gefahr einer Kapselverletzung einhergehen (Wesendahl et al., 1994).

Der Vergleich des postoperativen Augeninnendrucks nach Einsatz von Healon® und Healon® GV im Rahmen einer prospektiven, randomisierten Studie mit Phakoemulsifikation und standardisierter Absaugtechnik (vgl. 1.), aber zwei verschiedenen Absaugzeiten (20 versus 40 Sekunden), ergab sowohl nach 20 als auch nach 40 Sekunden zwischen diesen beiden viskoelastischen Substanzen keinen statistisch signifikanten Unterschied im postoperativen Verlauf des Augeninnendrucks (Kohnen et al., 1996). Obwohl daher auch nach einer Absaugzeit von 20 Sekunden bei Anwendung der o. a. Absaugtechnik von einer weitestgehenden Entfernung des Viskoelastikums (gemessen am postoperativen intraokularen Druck) auszugehen ist, empfiehlt sich besonders bei Verwendung von hoch-viskösen oder adhärenten Viskoelastika, bei der Viskoelastikumentfernung weniger auf die Zeit als vielmehr auf eine sorgfältige und vollständige Absaugung zu achten. In der In-vitro-Studie von Auffarth und Mitarbeitern (1994) waren zur vollständigen Entfernung von beispielsweise Healon® GV bis zu 40 Sekunden erforderlich. Daher erscheint es nicht sinnvoll, für die verschiedenen Viskoelastika eine bestimmte Absaugzeit zu empfehlen, zumal bei Augen mit Glaukomschaden die Gefahr einer unerwünschten Schädigung des Optikus durch einen postoperativen Anstieg des Augeninnendrucks besteht, auch wenn dieser nur vorübergehender Natur ist.

Bei der Absaugung eines hoch-viskösen Viskoelastikums kann aufgrund der Kohäsion eine plötzliche ruckartige Bewegung einer größeren Viskoelastikummasse auftreten, zu deren Vermeidung sich eine Kontrolle von Absaugleistung sowie des Spül-/Saugverhältnisses empfiehlt, um z.B. Irispigmentablösungen zu vermeiden (Hütz et al., 1996).

Bedeckt der vordere Rand der Linsenkapsel nach der IOL-Implantation das Implant vollständig, so besteht die Möglichkeit, daß das Viskoelastikum hinter der IOL zwischen Implant und Hinterkapsel verbleibt. Das Implant kann dann wie ein Ventil funktionieren, indem es den Einfluß von Kammerwasser hinter das Implant ermöglicht, ohne das Viskoelastikum aus diesem Raum herauszulassen. Hierdurch kann die IOL in Richtung Hornhaut nach vorne gedrückt werden. Neuhann schlug vor, die Vorderkapsel peripher und neben dem Optikrand zu punktieren, damit das Viskoelastikum in die Vorderkammer ausweichen kann. Sollte die Pupille nicht ausreichend dilatierbar sein, so kann auch eine Punktion der Hinterkapsel vorgenommen werden, damit das Viskoelastikum in den Glaskörper ausweicht. Jedoch betonte Neuhann, daß die Hinterkapsel im Zentrum mitunter weit nach hinten verlagert sein kann, so daß eine Punktion peripher besser durchführbar sein mag (Neuhann, 1995).

## Die „Rock and Roll"-Technik

Diese Technik wurde besonders zur Entfernung von hoch-viskösem Viskoelastikum entwickelt, um mit einem mit den übrigen Viskoelastika vergleichbaren Zeit- und Arbeitsaufwand das Viskoelastikum so vollständig wie möglich

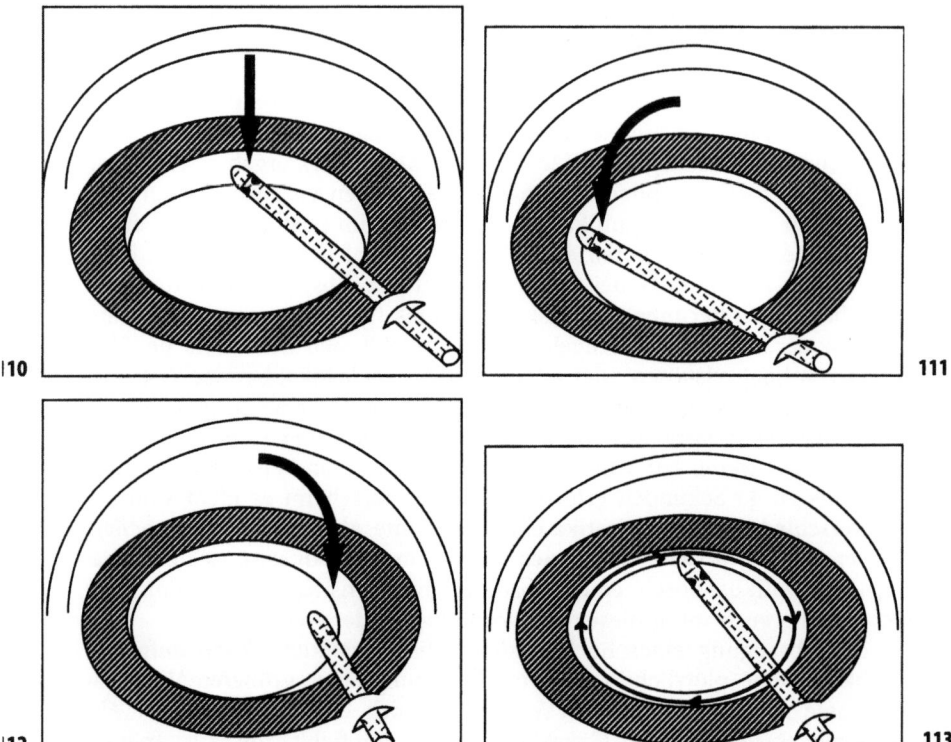

**Abb. 110.** „Rock and Roll"-Technik: Mit dem Saug-/Spülhandgriff wird die IOL zur Viskoelastikumabsaugung geringfügig nach unten gedrückt

**Abb. 111.** Der Saug-/Spülhandgriff wird zur Absaugung dann zuerst nach links gedreht (roll)

**Abb. 112.** Nach Drehung des Saug-/Spülhandgriffs auf die gegenüberliegende Seite wird hier ebenfalls abgesaugt

**Abb. 113.** Abschließend wird mit dem Saug-/Spülhandgriff eine kreisförmige Bewegung in der Vorderkammer vollzogen, die alle vier Quadranten in den Absaugvorgang einbezieht

zu entfernen. Am Phakoemulsifikationsgerät sollte für die Irrigations-/Aspirationsphase ein hohes Vakuum und eine hohe Flußrate eingestellt sein. Zunächst wird die IOL mit dem Saug-/Spülhandgriff geringfügig nach unten gedrückt und der Saug-/Spülhandgriff auf der heruntergedrückten IOL kurzfristig belassen (Abb. 110). Dann wird der Saug-/Spülhandgriff zuerst nach links gedreht (roll) und hier abgesaugt (Abb. 111). Dieser Vorgang wird unter Drehung nach rechts auf der gegenüberliegenden Seite ebenfalls vorgenommen (Abb. 112). Durch die Wiederholung dieser beiden Schritte wird die Optik wechselseitig angesteilt (rock), was eine Zirkulation der Irrigationslösung auch unter der IOL-Optik zur kompletten Entfernung gewährleisten soll. Abschließend wird mit dem Saug-/Spülhandgriff eine kreisförmige Bewegung in der Vorderkammer vollzogen, um alle vier Quadranten in den Absaugvorgang einzubeziehen (Abb. 113).

# Absaugung des Viskoelastikums

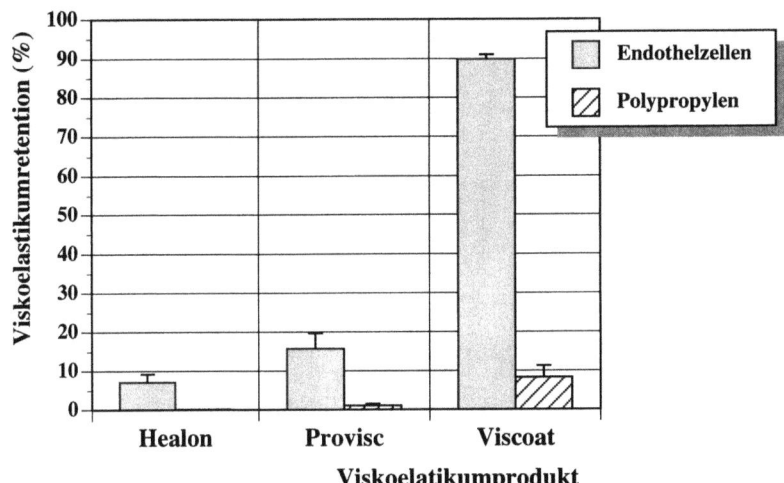

**Abb. 114.** Prozentuale Viskoelastikumretention an Endothelzellen des Hasen und an einer Polypropylenoberfläche nach Irrigation und Aspiration (n = 6 bis n = 9); (mod. nach Poyer et al., 1998)

## Viskoelastikumretention

Faktoren, die die Viskoelastikumretention beeinflussen, sind:
- die dispersive Natur (je niedriger der Kohäsions-Dispersions-Index [KDI, vgl. Kohäsion], desto höher die Retention)
- die negative Molekülladung
- die Hyaluronsäure-Bindungsstellen

Zur quantitativen indirekten Erfassung der Oberflächenretention von Viskoelastika an kultivierten kornealen Endothelzellen des Hasen einerseits und einer hydrophoben Polypropylenfläche andererseits nach Irrigation und Aspiration entwickelten Poyer und Mitarbeiter (1998) ein neues biologisches In-vitro-Modell. Die einschichtige Endothelzellage wird dabei gefärbt. Nach Aufbringen fünf verschiedener Viskoelastika auf die Kunststofffläche bzw. die einschichtige Endothelzellage erfolgt eine Irrigation mit Aspiration für 3 Minuten mit 120 ml BSS® und verschiedenen Zusätzen. Die dabei auftretende Flüssigkeitsturbulenz ist derjenigen bei der Phakoemulsifikation sehr ähnlich. Nach Alkoholbehandlung zur Herauslösung des intrazellulären Farbstoffs aus den Zellen, die nicht mehr mit Viskoelastikum bedeckt waren, wurde die Farbstoffmenge spektrophotometrisch bestimmt. Der Grad der Retention an Polypropylen nach gleicher Irrigations-/Aspirationsprozedur wurde mit einer Feinwaage über die Gewichtsänderungen gemessen. Die Retention an kornealen Endothelzellen war größer als die an Polypropylen (Abb. 114), was dafür spricht, daß neben dem Ausmaß an Kohäsion einer Substanz weitere Faktoren, wie z.B. negative Ladungen oder Hyaluronsäure-Bindungsstellen, bei der Grenzflächeninteraktion zwischen Viskoelastikum und Endothelzellen eine

Rolle spielen müssen. Der Verbleib von Healon® und Provisc® auf der Kunststoffoberfläche war sehr niedrig, was nahelegt, daß diese relativ neutralen Hyaluronsäureprodukte wohl eher aufgrund der Hyaluronsäure-Bindungsstellen auf der Zellfläche verbleiben.

# KAPITEL 9

## Aseptische Herstellung versus terminale Sterilisation

Die Sicherheit einer Substanz für die intraokulare Chirurgie erfordert idealerweise die Abwesenheit aller biologisch aktiven Komponenten, die eine Entzündungsreaktion hervorrufen können. Die Reinheit einer Substanz wird dann erzielt, wenn eine Methode zur Isolation und Reinigung z. B. des Polysaccharids angewendet wird, die jede biologische Komponente mit entzündungserzeugendem Potential entfernt. Die Herstellungsmethoden zur Isolation des Polysaccharids müssen in der Lage sein, biologisch aktive Agentien unabhängig von deren Herkunft zu entfernen. Hyaluronsäure wird entweder aus Hahnenkämmen oder nach biologischer Fermentation isoliert. Nach Einsatz von Hyaluronsäure sowohl aus Hahnenkämmen als auch aus biologischer Fermentation wurden postoperative intraokulare Entzündungsreaktionen durch Verunreinigungen beschrieben. Viskoelastika sollten beispielsweise eine niedrige Konzentration an Endotoxin enthalten. Zwar wird von vielen Herstellern angegeben, daß die Substanzen pyrogenfrei sind, jedoch wird dies in praxi nicht erreicht. Die untere noch zu akzeptierende Grenze der Endotoxinkonzentration einer Substanz für die intraokulare Anwendung ist offiziell bisher nicht festgelegt. Für einige Viskoelastikahersteller gilt eine Endotoxinkonzentration von bis zu 3 EU/ml als akzeptabel. Tatsächlich ist noch nicht klar, ab welcher Konzentration genau in ein Säugetierauge verabreichte Endotoxine eine Entzündungsreaktion hervorrufen. Die Forderung nach einer Endotoxinkonzentration von <0,5 EU/ml, wie sie für andere Medizinprodukte zur Injektion in den menschlichen Körper Standard ist, scheint offenbar berechtigt zu sein.

Da in letzter Zeit doch vermehrt Begriffsverirrungen auftraten, sollen zunächst einige Begriffe festgelegt werden (Sharp, 1995). Der Ausdruck Sterilität ist definiert als die vollständige Abwesenheit von lebenden Organismen (sog. „Orange Guide", 1983). Sterilität ist ein absoluter Zustand, d. h. es gibt keine graduelle Abstufung der Sterilität. Steril ist definiert als das, was sich in dem Zustand der Sterilität befindet (Sharp, 1995). Zwar kann eine Viskoelastikumcharge durch verschiedene Methoden sterilisiert werden, aber die Wahrscheinlichkeit, daß ein nicht-steriler Partikel in der Charge enthalten ist, kann in Abhängigkeit von der jeweils angewandten Methode variieren. Diese Wahrscheinlichkeit wird als SAL („Sterility assurance level") bezeichnet und stellt die höchste Wahrscheinlichkeit einer Einheit dar, daß sie nach einem gültigen Sterilisationsprozeß nicht steril ist.

Bei der terminalen Sterilisation wird das Produkt in seinem endgültigen Aufbewahrungsbehälter einem Sterilisationsprozeß durch Hitze oder Bestrahlung

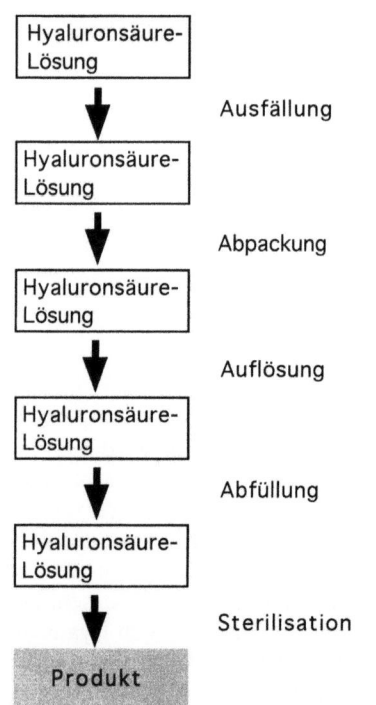

**Abb. 115.** Produktionsvorgang mit terminaler Sterilisation

unterworfen (Abb. 115). Für terminal sterilisierte Produkte beträgt der SAL 1:1 000 000, oder anders ausgedrückt: Im ungünstigen Fall ist eine von 1 Million Einheiten nicht steril. Von den untersuchten Viskoelastika werden derzeit lediglich die Präparate Healon®, Healon® GV, Healon® 5 (alle drei: Pharmacia & Upjohn, Erlangen), Viscorneal®, Viscorneal® Plus (beide: Corneal, Mainz), Allervisc® sowie Allervisc® Plus (beide: Allergan, Ettlingen) terminal sterilisiert.

Eine andere Sterilisationsmethode ist die aseptische Herstellung, bei der die separat sterilisierten Produktkomponenten unter aseptischen Bedingungen zu einem Produkt zusammengestellt werden. Laut Pharmacopoeia der Vereinigten Staaten von Amerika beträgt „the overall efficiency of an aseptic operation and ... the microbial survivor probability of aseptically processed articles" 1:1 000, d.h. es resultiert maximal eine nicht-sterile Einheit von 1 000. Bemerkenswert ist in diesem Zusammenhang, daß für die Viskoelastikumprodukte verschiedene Verfahren der aseptischen Herstellung angewendet werden. Einige Produkte werden durch eine sterile Ultrafiltration des Viskoelastikums beim letzten Produktionsschritt, nämlich der Abfüllung, in eine zuvor sterilisierte Spritze hergestellt. Bei dieser Fertigungsmethode erfolgte lediglich dieser letzte Schritt aseptisch. Andere Viskoelastikaprodukte werden jedoch in fünf aseptischen Produktionsschritten hergestellt, ausgehend von einer sterilen Ultrafiltration über die Präzipitation, Trocknung, Auflösung und Abfüllung des Viskoelastikums (Abb. 116). Folglich wird die Wahrscheinlichkeit, daß ein nicht-steriler Partikel anwesend ist, von Produkt zu Produkt in Abhängigkeit von der Herstellungsmethode und Kontrolle von

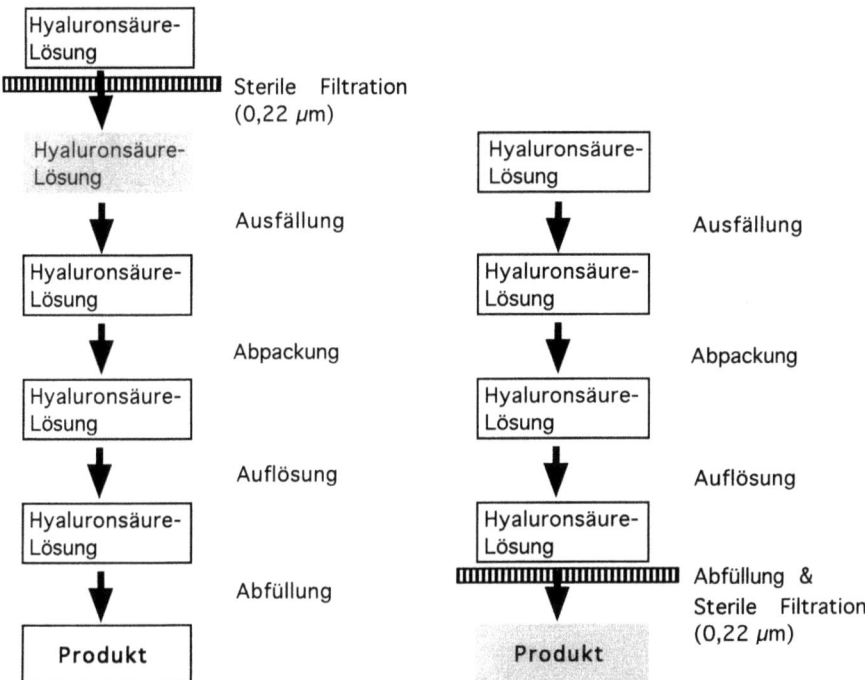

**Abb. 116.** Bei der aseptischen Hertsellung kann die Hyaluronsäure-Lösung vor dem ersten oder bei der Abfüllung, also dem letzten Herstellungsschritt steril gefiltert (0,22 µm) werden, während bei der terminalen Sterilisation das bereits abgefüllte Produkt z.B. mittels Autoklavieren sterilisiert wird

Umgebung, Personal, Geräteschaft, Aufbewahrungsbehälter etc. mitunter erheblich variieren. Sowohl die terminale Sterilisation als auch die aseptische Herstellung ist von den verantwortlichen Behörden zugelassen. Im Falle einer Beeinflussung der Produktintegrität (Stabilitätsverlust, chemische Alteration etc.) durch die terminale Sterilisation darf also auch eine aseptische Herstellungsmethode eingesetzt werden.

Das Ausmaß der Abschwächung der rheologischen Eigenschaften eines Viskoelastikums durch die terminale Sterilisation hängt erheblich vom Molekulargewicht ab. Infolge der terminalen Sterilisation wird nämlich immer eine bestimmte Anzahl an glykosidischen Bindungen innerhalb der Polysaccharide aufgelöst mit der Folge der Verringerung des Molekulargewichtes und somit auch der Viskosität. Die Verringerung der Viskosität könnte jedoch durch eine Anhebung der Konzentration kompensiert werden. Beispielsweise führt die terminale Sterilisation einer Hyaluronsäure mit hohem Molekulargewicht zu einer Absenkung des Molekulargewichtes um gut 30%, wodurch die Nullscherratenviskosität um 80% gesenkt wird. Diese Verringerung könnte durch eine Anhebung der Konzentration um 30% ausgeglichen werden. Das Ausmaß der Degradation von Hyaluronsäure mit mittlerem Molekulargewicht durch die terminale Sterilisation ist gleich hoch wie bei Hyaluronsäure mit hohem Molekulargewicht (10 000 000 D), da die Anzahl der unterbrochenen glykosidischen Bindungen bei beiden gleich hoch ist. Jedoch ist die Auswirkung in Relation zum Hyaluronat mit hohem Molekulargewicht bei Hyaluronsäure von mittlerem Molekulargewicht geringer. Die Senkung der Viskosität bei hyaluronsäurehaltigen Viskoelastika mit geringem Molekulargewicht durch die terminale Sterilisation ist hingegen recht gering und darf vernachlässigt werden.

KAPITEL 10

# Viskoelastika: Medizinprodukt oder Arzneimittel?

In § 2 Abs. 3 Ziff. 7 Arzneimittelgesetz (AMG) ist geregelt, daß solche Stoffe, die dem Medizinproduktegesetz (MPG, 1994) unterfallen, nicht Arzneimittel im Sinne des AMG sind. Als Medizinprodukte werden in § 3 Abs. 1 MPG Stoffe definiert, deren bestimmungsgemäße Hauptwirkung weder auf pharmakologischem oder immunologischem Gebiet liegt noch durch Metabolismus erzielt wird.

Wenn man unterstellt, daß eine bestimmungsgemäße Hauptfunktion der Viskoelastika im Endothelzellschutz liegt, würde dies gemäß § 3 Abs. 1 MPG nur dann zur Klassifikation als Arzneimittel führen, wenn diese Wirkung durch *Metabolismus* erreicht würde. Das ist jedoch bei dem durch das Viskoelastikum bewirkten Endothelzellschutz auch dann nicht der Fall, wenn man den Elektrolyt-Stoffwechsel der Endothelzelle als von dem Begriff des Metabolismus umfaßt ansieht.

Hierfür spricht zunächst die Auslegung von § 3 Abs. 1 MPG nach seinem Wortlaut. Denn die Vorschrift verlangt, daß eine Wirkung durch Metabolismus erreicht wird. Das Viskoelastikum erreicht jedoch nicht eine Wirkung mittels Metabolismus, sondern schützt ihn lediglich und trägt unter Umständen zur Aufrechterhaltung des Metabolismus bei. Die bloße Aufrechterhaltung des Metabolismus (sog. weiter Metabolismus-Begriff) führt jedoch nach dem Wortlaut des § 3 Abs. 1 MPG nicht zur Klassifikation eines Stoffes als Arzneimittel. Dieses Ergebnis wird durch die historische Auslegung, also die Auslegung der Norm nach dem Willen des Gesetzgebers, bestätigt. Abzustellen ist hier auf den europäischen Gesetzgeber, dessen Richtlinie 93/42 mit dem Medizinproduktegesetz lediglich umgesetzt wird. Dafür, in welchem Sinne der europäische Gesetzgeber das Tatbestandsmerkmal „durch Metabolismus erzielte Wirkung" verstanden wissen wollte, gibt das sogenannte Borderline-Papier vom Juli 1995 sowie dessen Fortschreibung vom Februar 1998 einen Anhaltspunkt, außerdem zwei Stellungnahmen von Garth Thompson, der an der Richtlinie 93/42 mitgearbeitet hat, vom 10. 5. 1996 sowie vom 13. 2. 1998.

Das Borderline-Papier vom Juli 1995 definiert Metabolismus in dem Sinne, daß die normalen chemischen Prozesse verändert werden. Das Arbeitspapier vom Februar 1998 stellt klar, daß der Begriff der Veränderung den Abbruch, den Beginn und die Veränderung der Geschwindigkeit der normalen chemischen Prozesse umfaßt. Nach dieser klarstellenden Definition führt die bloße Aufrechterhaltung des Metabolismus durch das Viskoelastikum also nicht zu einer Einordnung als Arzneimittel. Die beiden Arbeitspapiere der EU-Kommission bestätigen demnach einen engen Metabolismus-Begriff. Schließlich spricht auch die systematische Auslegung von § 3 Abs. 1 MPG dagegen, daß ein Stoff bzw. eine Zubereitung aus Stoffen bereits dann als Arzneimittel anzusehen ist, wenn der natürliche Metabolismus lediglich aufrechterhalten wird. Denn die durch Metabolismus erreichte Wirkung wird gleichgestellt mit einer pharmakologischen oder immunologischen Wirkung. Nach den Definitionen, die das Borderline-Papier und auch das Arbeitspapier vom Februar 1998 hierfür geben, beinhalten auch diese beiden Wirkungsweisen eine Veränderung der natürlicherweise ablaufenden Körperfunktionen. Selbst die BSS-Augenspüllösung, die dem natürlichen Kammerwasser weitestgehend angenähert ist und dessen Funktion übernehmen, nicht hingegen natürliche Körperfunktionen verändern soll, wird nach einer Entscheidung des Landgerichts Frankfurt am Main vom 18. 3. 1998 (Az.: 2 -6 O 719/97) als Medizinprodukt und nicht als Arzneimittel qualifiziert (nicht rechtskräftig).

# KAPITEL 11
# Zusammenfassung

Viskoelastische Substanzen sind unverzichtbare Bestandteile in der Ophthalmochirurgie und werden weltweit bei der Kataraktchirurgie und bei anderen chirurgischen Eingriffen am vorderen Augenabschnitt routinemäßig eingesetzt. Besonders beim Einsatz in komplizierten Fällen ist der schützende Effekt der Viskoelastika z. B. auf das Hornhautendothel unbestritten. Derzeit verfügen wir über eine weiter zunehmende Vielzahl kommerziell erhältlicher viskoelastischer Präparate. Die derzeit erhältlichen Viskoelastika bestehen im wesentlichen aus 3 verschiedenen Grundbestandteilen: Natriumhyaluronsäure, eine Mischung aus Natriumhyaluronsäure mit Chondroitinsulfat sowie Hydroxypropylmethylcellulose (HPMC). HPMC hat den Vorteil, daß es billig ist. Aber die Vielzahl von Substanzquellen für das HPMC und die daraus resultierenden möglichen Variationen einer Verunreinigung lassen eine gewisse Zurückhaltung bei seiner Verwendung als geboten erscheinen. Einige kommerzielle Präparate wurden hinsichtlich des Herstellungsprozesses einer Verbesserung unterzogen und ein aufwendiger Filtrationsprozeß eingeführt, welcher eine weitestgehende Reinheit des Produktes äußerst wahrscheinlich macht. Menschliche Enzyme können HPMC nicht vollständig metabolisieren, und der Verbleib der HPMC-Abbauprodukte im menschlichen Körper ist nicht vollständig geklärt. Bislang gibt es keine Hinweise, daß die bisher verwendeten Mengen eine klinische Konsequenz nach sich ziehen. In Tierstudien erwies sich das HPMC als nicht toxisch für das Endothel.

Die Auswahl des Viskoelastikums hängt von der beabsichtigten chirurgischen Anwendung ab. Zur Aufrechterhaltung der Vorderkammer und zur Gewebsmanipulation bietet Natriumhyaluronat einige Vorteile. Diese liegen im wesentlichen im hohen Molekulargewicht, der hohen Viskosität bei niedrigen Scherraten, der großen Elastizität und Pseudoplastizität. Eine Mischung aus Natriumhyaluronsäure und Chondroitinsulfat bietet ähnliche Eigenschaften, jedoch ist aufgrund der Adhärenz des Gemisches mehr Aufmerksamkeit bei der Entfernung aus dem Auge erforderlich. Es benetzt Gewebe und Instrumente und überträgt möglicherweise weniger Zugkräfte auf das Hornhautendothel aufgrund seiner geringeren Viskosität.

Die Benetzung des Endothels ist nur so lange ein Vorteil, wie die viskoelastische Substanz selbst keinen toxischen Schaden bzw. keinen Zugschaden bei der Absaugung auf das Endothel ausübt.

Gefragt nach dem präferierten Viskoelastikum-Anforderungsprofil antworteten fast 70 Prozent aller amerikanischen Kollegen, daß sie sich ein Viskoelastikum für alle Fälle wünschen (Leaming, 1998).

Leider erfüllt kein Viskoelastikum derzeit alle Anforderungsprofile gleichzeitig. Die Auswahl des Viskoelastikums sollte sich weniger nach dem Preis als vielmehr nach dem vorrangigen operativen Anfordungsprofil beziehungsweise der Art der Komplikation unter Berücksichtigung der hierfür erforderlichen physikochemischen Eigenschaften richten. Die von Arshinoff auf Firmenangaben basierende Einteilung der Viskoelastika in zwei Hauptgruppen wurde aufgrund der vorliegenden Untersuchungsergebnisse und des breiten Spektrums der Viskoelastikaeigenschaften neu überarbeitet und modifiziert.

Wünschenswert wären einheitliche Angaben der Hersteller- und Vertreiberfirmen zur Spezifizierung der chemischen, toxischen, rheologischen und klinischen Daten ihrer Produkte.

Die verbesserte Kenntnis der Viskoelastika erleichtert die differenzierte Auswahl des Viskoelastikums in Abhängigkeit von der präoperativen klinischen Situation beziehungsweise den vorliegenden chirurgischen Schwierigkeiten.

Die Autoren haben kein kommerzielles oder finanzielles Interesse an irgendeinem in dem vorliegenden Buch erwähnten Produkt oder Gegenstand.

# Anhang

# Produktübersicht

Die Angaben wurden aus den Informationsbroschüren der Firmen übernommen und von der jeweiligen Firma schriftlich bestätigt. Zu den Leerfeldern wollten/konnten die Firmen keine Angaben machen.

**Tabelle 15.** Hyaluronsäure-Produkte

| Produkt | AMO® Vitrax® | Amvisc® Plus | Allervisc® | Allervisc® Plus | Biolon® | Dispasan® | Dispasan® plus |
|---|---|---|---|---|---|---|---|
| Hersteller | Allergan, Westport, Irland | Chiron Vision, USA | Corneal, Frankreich | Corneal, Frankreich | BioTechnology General, Rehorot Israel | CVO, BRD | CVO, BRD |
| Vertrieb in Deutschland | Pharm-Allergan, Ettlingen | Chiron Adatomed, Dornach | Pharm-Allergan, Ettlingen | Pharm-Allergan, Ettlingen | Pharma Stulln, Nabburg | Europa: Ciba Vision; Ophthalin | Europa: Ciba Vision; Ophthalin |
| Substanz/ Zusammensetzung pro ml | 30 mg Natriumhyaluronat, 3,20 mg Natriumchlorid, 0,75 mg Kaliumchlorid, 0,48 mg Calciumchlorid, 0,3 mg Magnesiumchlorid, 3,9 mg Natriumacetat, 1,7 mg Natriumcitrat, | 16 mg Natriumhyaluronat, 9 mg Natriumchlorid | 10 mg Natriumhyaluronat, 8,5 mg Natriumchlorid, 0,563 mg Dinatriumhydrogenphosphat, 0,045 mg Natriumdihydrogenphosphat, Aqua ad inject. | 14 mg Natriumhyaluronat, 8,5 mg Natriumchlorid, 0,563 mg Dinatriumhydrogenphosphat, 0,045 mg Natriumdihydrogenphosphat, Aqua ad injectibila | 10 mg Natriumhyaluronat, Natriumchlorid | 10 mg Natriumhyaluronat, Natriumsalz, Salzlösung | 15 mg Natriumhyaluronat, Natriumsalz, Salzlösung |
| Konzentration (%) | 3 | 1,6 | 1 | 1,4 | 1 | 1 | 1,5 |
| Herstellung | aus Hahnenkämmen | bakterielle Fermentation | aus Hahnenkämmen | aus Hahnenkämmen | bakterielle Fermentation | bakterielle Fermentation | bakterielle Fermentation |
| Molekulargewicht (Dalton) | 500000 | 1,5 Mio. | 5 Mio. | 5 Mio. | ~ 3 Mio. | 2 Mio. | >3 Mio. |
| Osmolarität mosmol/l | | 331±43 | 320 | 320 | – | 290–350 | 300–350 |
| Osmolalität mosmol/kgH$_2$O | 310 | 340 | 270–390 | 270–390 | 258–381 | – | – |
| pH-Wert | 7,3 | 6,9±0,7 | 7,0 | 7,5 | 6,5–7,5 | 7,2–7,8 | 7,2–7,8 |
| Elastizität | – | – | – | – | – | 4,49 Pa bei 0,01 Hz | – |

**Tabelle 15** (Fortsetzung)

| Produkt | AMO® Vitrax® | Amvisc® Plus | Allervisc® | Allervisc® Plus | Biolon® | Dispasan® | Dispasan® plus |
|---|---|---|---|---|---|---|---|
| Viskosität mPa·s | 40 000 | 60 000 ± 4000 | 200 000 | 500 000 | - | 35 000 (25 °C, Scherrate 2 sec.) | 2 500 000 |
| Aufbewahrung: △ = vor Licht und Gefrieren schützen | bei Raumtemperatur, 15°–30 °C, △ | 2°–8 °C, vor Gefrieren schützen | 2°–8 °C, △ | 2°–8 °C, △ | 4 Wochen bei 25 °C, 2°–8 °C, △ | 2°–8 °C, △ | 2°–8 °C, △ |
| Darreichung (ml) | 0,65 | 0,5 und 0,8 | 0,55 und 0,85 | 0,55 und 0,85 | 0,5 und 1,0 | 0,5 und 1,0 | 0,5 |

**Tabelle 16.** Hyaluronsäure-Produkte

| Produkt | Healon® | Healon® GV | Healon® 5 | Microvisc™ | Microvisc™ plus | Morcher Oil® | Morcher Oil® plus |
|---|---|---|---|---|---|---|---|
| Hersteller | Pharmacia & Upjohn, Uppsala, Schweden | Pharmacia & Upjohn, Uppsala, Schweden | Pharmacia & Upjohn, Uppsala, Schweden | Bohus BioTech, Strömstad, Schweden | Bohus BioTech, Schweden | Bohus BioTech, Schweden | Bohus BioTech, Schweden |
| Vertrieb in Deutschland | Pharmacia & Upjohn, Erlangen | Pharmacia & Upjohn, Erlangen | Pharmacia & Upjohn, Erlangen | Schwagerl, Hanau | Schwagerl, Hanau | Morcher, Stuttgart | Morcher, Stuttgart |
| Substanz/Zusammensetzung pro ml | 10 mg Natriumhyaluronat, Natriumsalz 5000, 8,5 mg Natriumchlorid, 0,28 mg Natriumdihydrogenphosphat, 0,04 mg Natriummonohydrogenphosphat, Aqua ad injecti | 14 mg Natriumhyaluronat, Natriumsalz 7000, 8,5 mg Natriumchlorid, 0,28 mg Natriumdihydrogenphosphat, 0,04 mg Natriummonohydrogenphosphat, Aqua ad injectibila | 23 mg Natriumhyaluronat, Natriumsalz 7000, 8,5 mg Natriumchlorid, 0,28 mg Natriumdihydrogenphosphat, 0,04 mg Natriummonohydrogenphosphat, Aqua ad injectibila | 10 mg Natriumhyaluronat, 1,4 mg Dinatriumdihydrogenphosphat, 8,3 mg Natriumchlorid, 0,26 mg Kaliumdihydrogenphosphat, Aqua ad injectibila | 14 mg Natriumhyaluronat, 1,4 mg Dinatriumdihydrogenphosphat, 8,3 mg Natriumchlorid, 0,26 mg Kaliumdihydrogenphosphat, Aqua ad injectibila | 10 mg Natriumhyaluronat, 1,4 mg Dinatriumphosphat-Dihydrat, 8,3 mg Natriumchlorid, 0,26 mg Kaliumdihydrogenphosphat | 14 mg Natriumhyaluronat, 1,4 mg Dinatriumphosphat-dihydrat, 8,3 mg Natriumchlorid, 0,26 mg Kaliumdihydrogenphosphat |
| Konzentration (%) | 1 | 1,4 | 2,3 | 1 | 1,4 | 1 | 1,4 |
| Herstellung | aus Hahnenkämmen | aus Hahnenkämmen | aus Hahnenkämmen | aus Hahnenkämmen | aus Hahnenkämmen | aus Hahnenkämmen | aus Hahnenkämmen |
| Molekulargewicht (Dalton) | 4 Mio. | 5 Mio. | 4 Mio. | 5 Mio. | 7,9 Mio. | 6 100 000 | 7 900 000 |
| Osmolarität mosmol/l | 304 | 304 | 304 | – | – | – | – |
| Osmolalität mosmol/kgH$_2$O | 309 | 302 | 309 | 312–370 | 322–338 | 312–370 | 322–338 |
| pH-Wert | 7,0–7,5 | 7,0–7,5 | 7,0–7,5 | 7,0–7,5 | 7,0–7,5 | 7,0 | 7,5 |
| Elastizität | 26 Pa bei 0,1 Hz | 110 Pa bei 0,1 Hz | | – | – | – | – |

**Tabelle 16** (Fortsetzung)

| Produkt | Healon® | Healon® GV | Healon® 5 | Microvisc™ | Microvisc™ Plus | Morcher Oil® | Morcher Oil® Plus |
|---|---|---|---|---|---|---|---|
| Viskosität mPa·s | 200000 (25°C, Scherrate 0) | 2000000 (25°C, Scherrate 0) | 7000000 (25°C, Scherrate 0) | o. A. | o. A. | 1000000 | 1000000 |
| Aufbewahrung; △ = vor Licht und Gefrieren schützen | 2°–8°C, △ | 2°–8°C, △ | 2°–8°C, △ | 2°–8°C, △ | 2°–8°C, △ | 2°–8°C, △ | 2°–8°C, △ |
| Darreichung (ml) | 0,4, 0,55 und 0,85 | 0,55 | 0,6 | 0,55 und 0,85 | 0,55 und 0,85 | 0,55 | 0,55 |

**Tabelle 17.** Hyaluronsäure-Produkte

| Produkt | ProVisc® | Rayvisc® | Viscoat® | Viscorneal® | Viscorneal® Plus | Visko® | Visko Plus® |
|---|---|---|---|---|---|---|---|
| Hersteller | Alcon, Fort Worth, USA | Rayner, Hove, England | Alcon, Fort Worth, USA | Corneal, Pringy, Frankreich | Corneal Pringy, Frankreich | o. A. | o. A. |
| Vertrieb in Deutschland | Alcon Pharma, Freiburg | Rayner, Deutschland | Alcon Pharma, Freiburg | Corneal, Mainz | Corneal, Mainz | Domilens, Hamburg | Domilens, Hamburg |
| Substanz/ Zusammensetzung pro ml | 10 mg Hyaluronsäure, Natriumsalz, 0,56 mg Natriummonohydrogenphosphat, 0,04 mg Natriumdihydrogenphosphat, 8,4 mg Natriumchlorid, Salzsäure und/ oder Natriumhydroxid, Aqua ad injectibila | 30 mg Natriumhyaluronat, 0,5 mg Natriumchlorid, 0,056 mg Kaliumchlorid, 0,036 mg Kalziumchlorid, 0,022 mg Magnesiumchlorid, 0,042 mg Dinatriumhydrogenphosphat, 0,006 mg Natriumdihydrogenphosphat, Aqua ad injectibila | A) 40 mg Chondroitinsulfat, Natriumsalz, B) 30 mg Hyaluronsäure, Natriumsalz, 0,45 mg Natriumdihydrogenphosphat, 2,0 mg Natriummonohydrogenphosphat, 4,3 mg Natriumchlorid, Aqua ad injectibila | 10 mg Natriumhyaluronat, 8,5 mg Natriumchlorid, 0,563 mg Dinatriumhydrogenphosphat, 0,045 mg Natriumdihydrogenphosphat, Aqua ad injectibila | 14 mg Natriumhyaluronat, 8,5 mg Natriumchlorid, 0,563 mg Dinatriumhydrogenphosphat, 0,045 mg Natriumdihydrogenphosphat, Acqua ad injectibila | 10 mg Hyaluronsäure, 0,563 mg Dinatriummonohydrogenphosphat, 0,045 mg Natriumdihydrogenphosphat, 8,5 mg Natriumchlorid, Aqua ad injectibila | 14 mg Hyaluronsäure, 0,563 mg Dinatriummonohydrogenphosphat, 0,045 mg Natriumdihydrogenphosphat, 8,5 mg Natriumchlorid, Aqua ad injectibila |
| Konzentration (%) | 1 | 3 | 4/3 | 1 | 1,4 | 1 | 1,4 |
| Herstellung | bakterielle Fermentation | bakterielle Fermentation | A) Haifischflossenknorpel B) bakterielle Fermentation | aus Hahnenkämmen | aus Hahnenkämmen | aus Hahnenkämmen | aus Hahnenkämmen |
| Molekulargewicht (Dalton) | >1,1 Mio. | 550000–800000 | A) 22 500 B) >500 000 | 5 Mio. | 5 Mio. | 2 Mio. | 3 Mio. |
| Osmolarität mosmol/l | – | – | – | 320 | 320 | – | – |

**Tabelle 17** (Fortsetzung)

| Produkt | ProVisc® | Rayvisc® | Viscoat® | Viscorneal® | Viscorneal® Plus | Visko® | Visko Plus® |
|---|---|---|---|---|---|---|---|
| Osmolalität mosmol/kgH$_2$O | 310 | 320 | 330 | 270–390 | 270–390 | | |
| pH-Wert | 7,25 ± 0,25 | 6,8–7,5 | 7,25 ± 0,25 | 7,0 | 7,5 | 7–7,5 | 7–7,5 |
| Elastizität | – | – | – | – | – | – | – |
| Viskosität mPa·s | 50000 ± 20000 (Scherrate 1 sec$^{-1}$) | 50000 | 30–50 (Scherrate 1 sec$^{-1}$) | 200000 | 500000 | 300000 | 500000 |
| Aufbewahrung: △ = vor Licht und Gefrieren schützen | 2°–8°C, △ | 2°–30°C, △ | 2°–8°C, △ | 2°–8°C, △ | 2°–8°C, △ | 2°–8°C, △ | 2°–8°C, △ |
| Darreichung (ml) | 0,55 und 0,85 | 0,85 | 0,5 | 0,55 und 0,85 | 0,55 und 0,85 | 0,55 und 0,85 | 0,55 und 0,85 |

**Tabelle 18.** HPMC-Produkte

| Produkt | Acri®Visc | Adatocel® | Coatel® | HPMC-Ophthal® L (low) | HPMC-Ophthal® H (high) | La Gel® |
|---|---|---|---|---|---|---|
| Hersteller | Acrimed, Glienicke | Chiron Adatomed, Deutschland | Chauvin OPSIA, Labége Cedex, Frankreich | LCA SA, Paris, Frankreich | LCA SA, Paris, Frankreich | LA LABS, USA |
| Vertrieb in Deutschland | s. Hersteller | s. Hersteller | a.m. Peschke, Nürnberg | Dr. Winzer Pharma, Olching | Dr. Winzer Pharma, Olching | Domilens, Hamburg |
| Substanz/ Zusammensetzung pro ml | 20 mg Methylcelluloseproylglycolether, Natriumchlorid, Kaliumchlorid, Calciumchlorid-2 H$_2$O, Milchsäure, Salzsäure, Natriumhydroxid | 18 bis 22 mg Methylhydroxypropylcellulose in Lactat-gepufferter Salzlösung | 20 mg Methylhydroxypropylcellulose, 4,9 mg Natriumchlorid, 0,75 mg Kaliumchlorid, 0,48 mg Kalziumchlorid, 0,3 mg Magnesiumchlorid, 3,9 mg Natriumacetat, 1,7 mg Natriumcitrat, HCl/ NaOH in ausreichender Menge | 20 mg Methylhydroxypropylcellulose, 9 mg Natriumchlorid, 2,7 mg Borsäure, 0,2 mg Natriumborat, Aqua ad injectibila | 20 mg Methylhydroxypropylcellulose, 9 mg Natriumchlorid, 2,7 mg Borsäure, 0,2 mg Natriumborat, Aqua ad injectibila | 18 mg Hydroxypropylmethylcellulose, 5,9 mg Natriumchlorid, 0,75 mg Kaliumchlorid, 0,48 mg Calciumchlorid, 0,3 mg Magnesiumchlorid, 3,9 mg Natriumacetat, 1,7 mg Natriumcitrat |
| Konzentration (%) | 2 | ca. 2 | 2 | 2 | 2 | 1,8 |
| Herstellung | – | aus Zellulose durch polymeranaloge Umsetzung | – | synthetisch | synthetisch | – |
| Molekulargewicht (Dalton) | ~86000 | ~86000 | >8500 | 80000 | 250000 | 1 300 000 |
| Osmolarität mosmol/l | 283±17 | 283±17 | – | 330 mOs/l | 330 mOs/l | – |
| Osmolalität mosmol/kgH$_2$O | – | – | 275–325 | – | – | – |

**Tabelle 18** (Fortsetzung)

| Produkt | Acri®Visc | Adatocel® | Coatel® | HPMC-Ophthal® L (low) | HPMC-Ophthal® H (high) | La Gel® |
|---|---|---|---|---|---|---|
| pH-Wert | 6,2±0,3 (20 °C) | 6,2±0,3 | 7,2 | 7,2±0,2 | 7,2±0,2 | 7,2±0,4 |
| Elastizität | – | – | 40% zwischen 0,1 und 10 Hz | – | – | – |
| Viskosität mPa·s | 4500±400 | 4500±400 | 5000±1500 | 4800 (25 °C und Scherrate 0,5 sec$^{-1}$) | 55000 (25 °C und Scherrate 0,5 sec$^{-1}$) | 40000 |
| Aufbewahrung: △ = vor Licht und Gefrieren schützen | bei Raumtemperatur | bei Raumtemperatur | bei Raumtemperatur | bei Raumtemperatur | bei Raumtemperatur | bei Raumtemperatur |
| Darreichung (ml) | 1,5 | 2,25 | 1,0 und 2,0 | 1,5 | 1,0 | 1 |

**Tabelle 19.** HPMC-Produkte

| Produkt | Ocucoat® | PeHa-Visco® | Visco Shield™ |
|---|---|---|---|
| Hersteller | Storz Ophthalmics, Clearwater, USA | PeHa-Intraokular-linsen-Vertrieb, Deutschland | Storz Ophthalmics, Clearwater, USA |
| Vertrieb in Deutschland | Storz Instrument, Heidelberg | Halfwassen, Unna | Domilens, Hamburg |
| Substanz/ Zusammensetzung pro ml | 20 mg Methyl-hydroxypropyl-cellulose, 0,49% Natriumchlorid, 0,075% Kalium-chlorid, 0,048% Calciumchlorid, 0,03% Magnesium-chlorid 0,39%, Natriumacetat, 0,17% Natriumcitrat, Aqua ad injectibila | 20 mg Hydroxy-propylmethyl-cellulose, 6,4 mg Natriumchlorid, 0,75 mg Kalium-chlorid, 0,48 mg Calciumchlorid, 0,3 mg Magnesium-chlorid, 3,9 mg Natriumacetat, 1,7 mg Natriumcitrat | ??? 20 mg Methylhy-droxypropylcellulose. 0,49% Natriumchlorid, 0,075% Kaliumchlorid, 0,048% Calciumchlo-rid, 0,03% Magnesi-umchlorid 0,39%, Natriumacetat, 0,17% Natriumcitrat, Aqua ad injectibila |
| Konzentration (%) | 2 | 2 | 2 |
| Herstellung | aus pflanzlichen Substanzen | – | – |
| Molekulargewicht (Dalton) | >80 000 | – | 800 000 |
| Osmolarität mosmol/l | 285 ± 32 | – | 275–325 |
| Osmolalität mosmol/kgH$_2$O | – | 313 ± 3 | – |
| pH-Wert | 7,2 ± 0,4 | 6,97 | 6,8–7,6 |
| Elastizität | – | – | – |
| Viskosität mPa·s | 4000 ± 1500 | 2585 | 40 000 |
| Aufbewahrung: △ = vor Licht und Gefrieren schützen | bei Raumtemperatur, vor Licht schützen | bei Raumtemperatur, vor Licht schützen | bei Raumtemperatur, vor Licht schützen |
| Darreichung (ml) | 1,0 | 2,0 | 1,0 und 2,0 |

# Produktbezogene Meßergebnisse eigener Untersuchungen

Individuelle rheologische Charakteristik der jeweiligen untersuchten Viskoelastika-Produkte in alphabetischer Reihenfolge, jedoch getrennt nach Substanzgruppen (Die Spezifika zu den einzelnen Viskoelastika sind dem Text und den Tabellen zu entnehmen). In der Grafik sind jeweils die Viskosität (Pa·s), der Elastizitätsmodul G' (Pa) und der Viskositätsmodul G" (Pa) in Abhängigkeit von der Scherrate dargestellt.

## Hyaluronsäurehaltige Viskoelastika

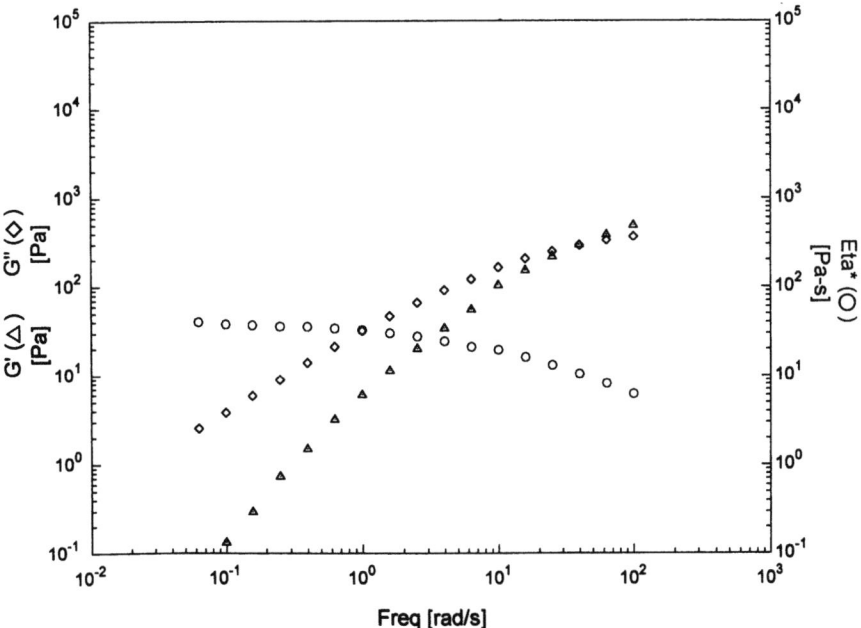

**Abb. 117.** AMO® Vitrax®

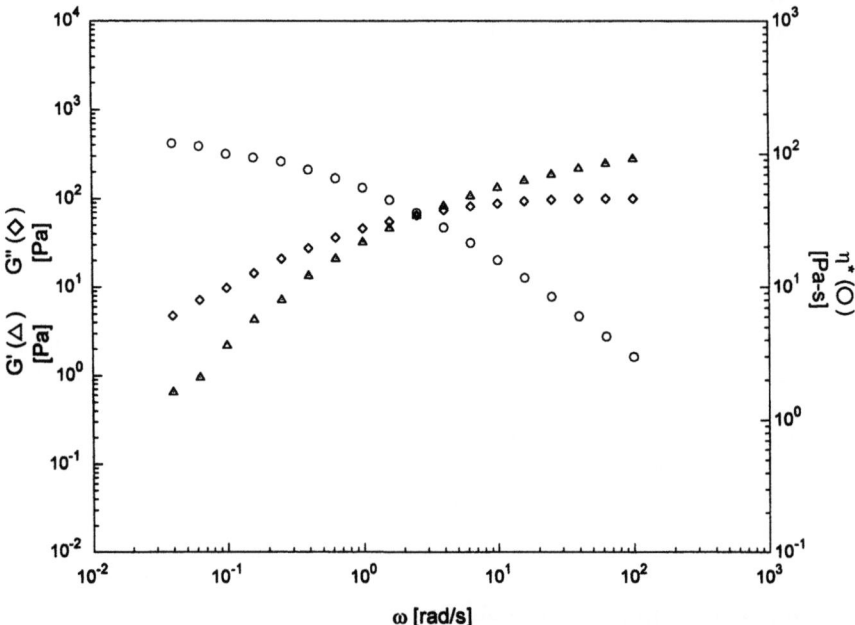

**Abb. 118.** Amvisc® Plus

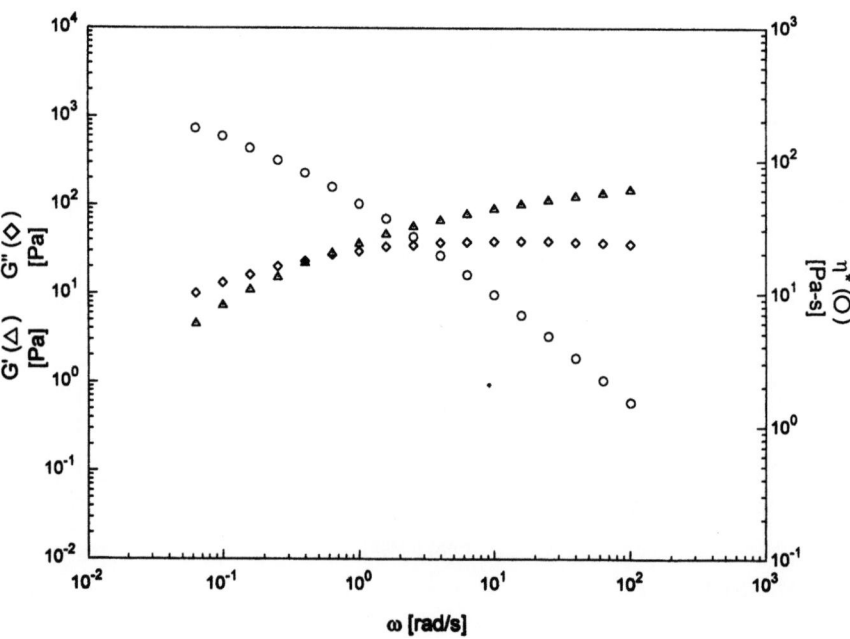

**Abb. 119.** Biolon®

## Produktbezogene Meßergebnisse eigener Untersuchungen

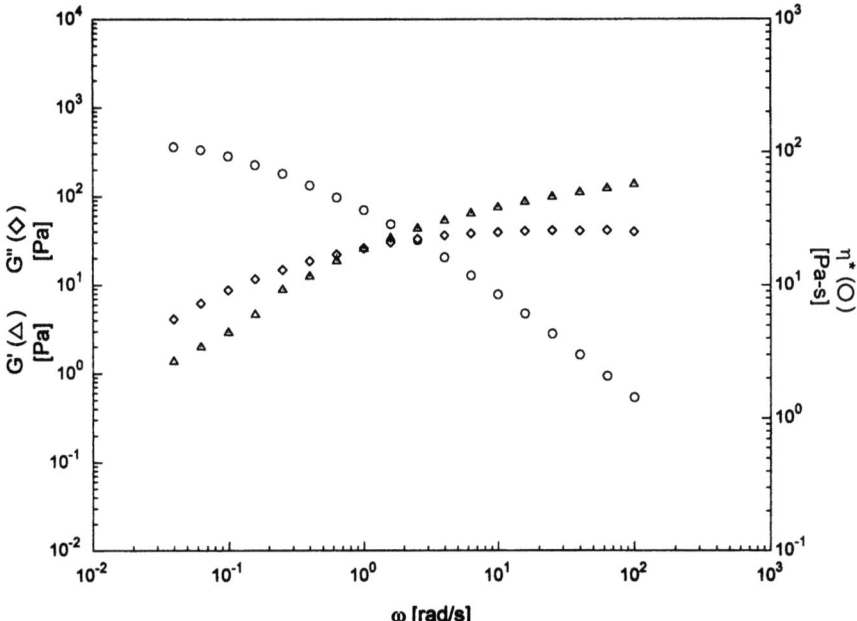

**Abb. 120.** Dıspasan®, entspricht Ophthalin®

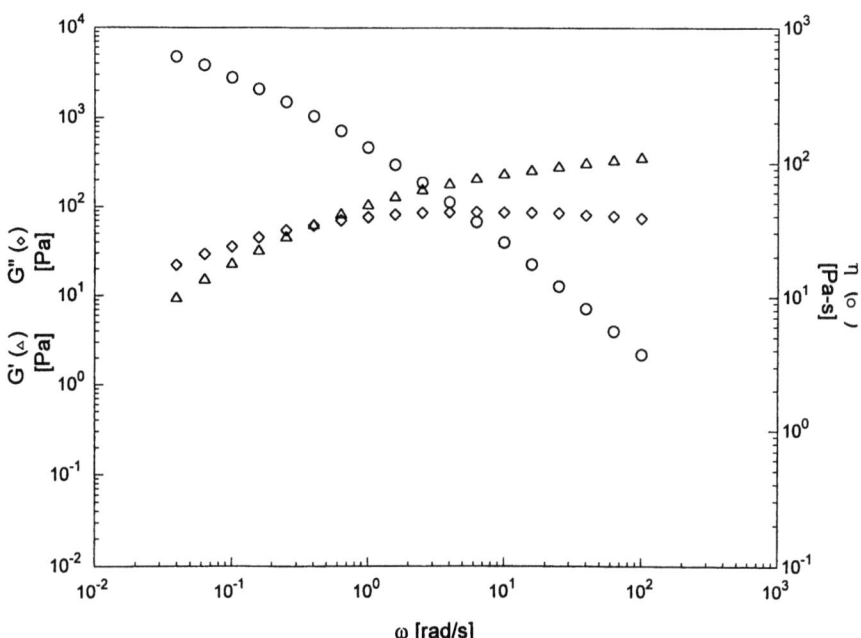

**Abb 121.** Dispasan® (Ophthalin® Plus)

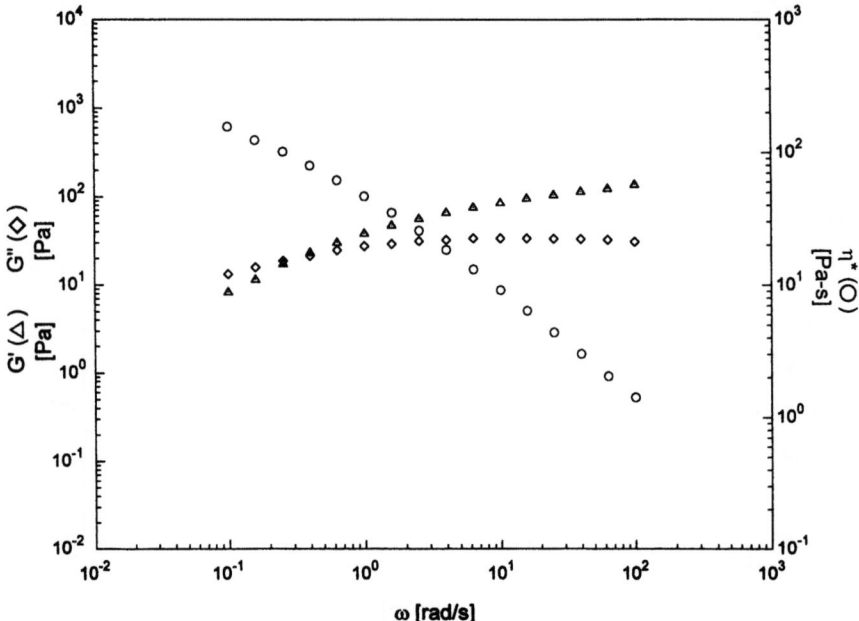

**Abb. 122.** Healon®

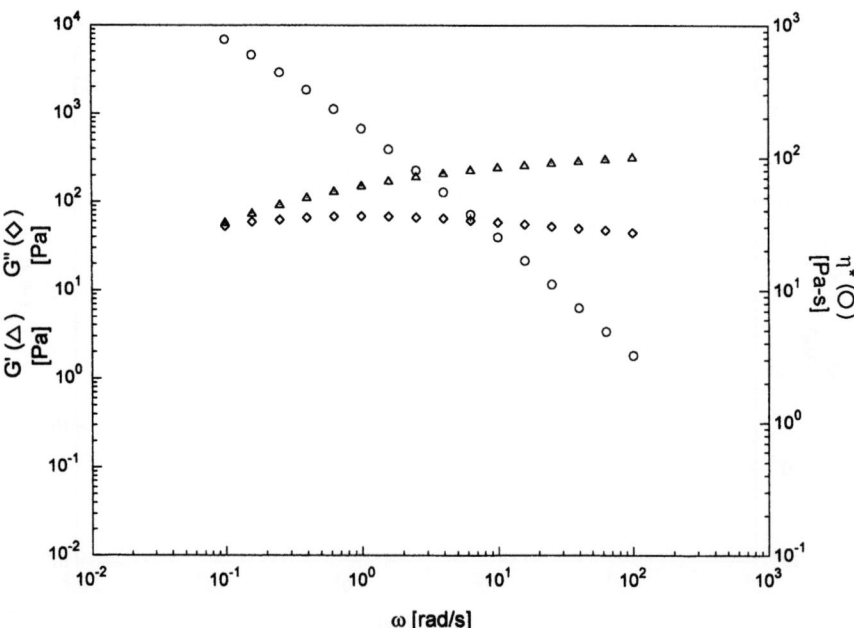

**Abb. 123.** Healon® GV

Produktbezogene Meßergebnisse eigener Untersuchungen

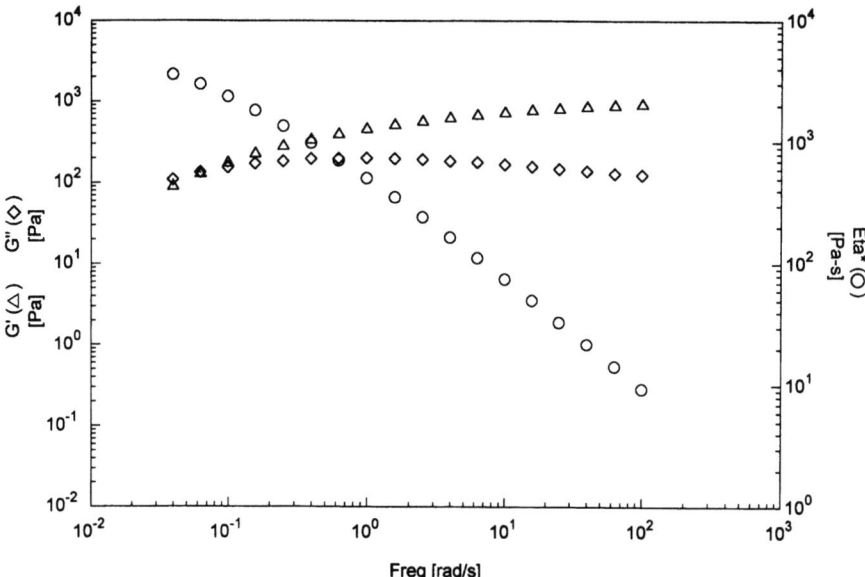

**Abb. 124.** Healon® 5

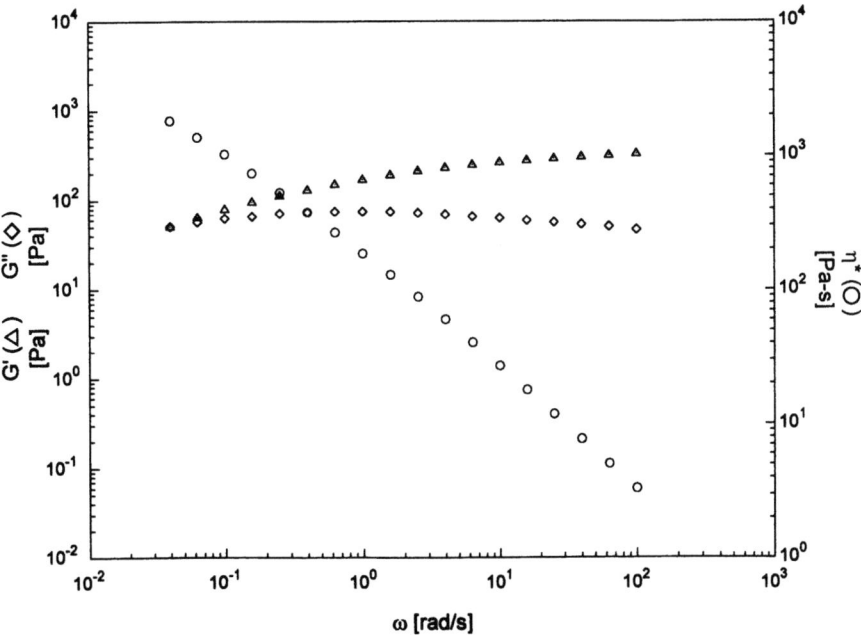

**Abb. 125.** Microvisc®, entspricht Morcher Oil®, HSO®

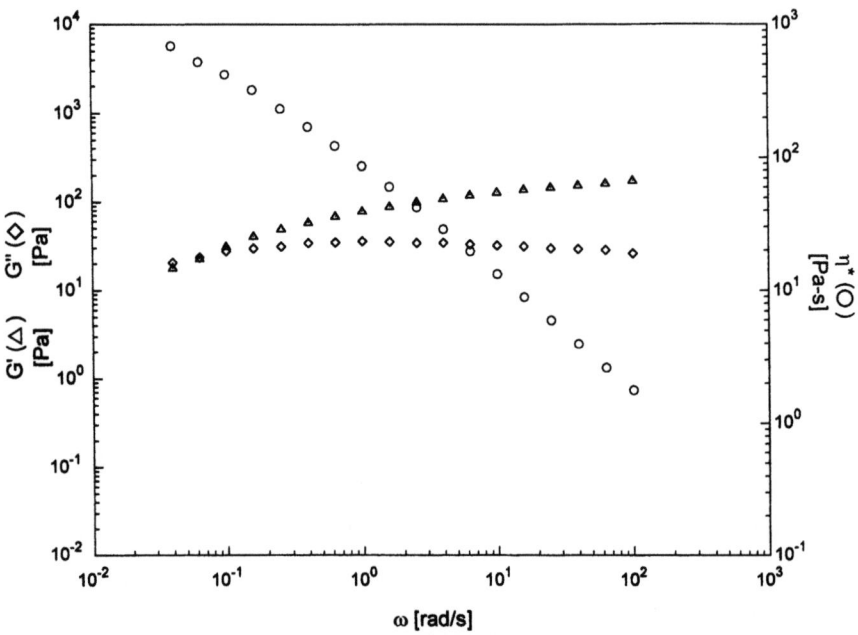

**Abb. 126.** Microvısc® Plus, entspricht Morcher Oil® Plus, HSO® Plus

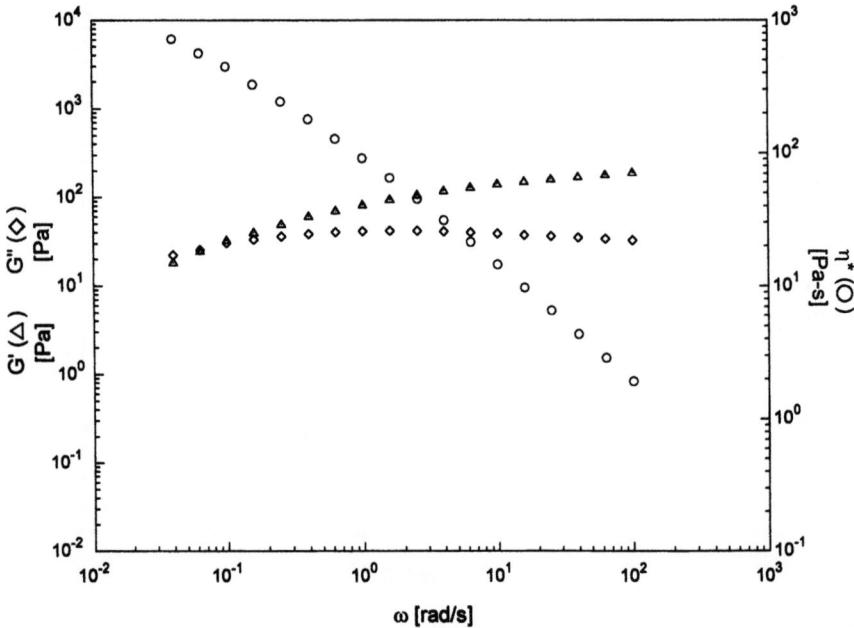

**Abb. 127.** Morcher Oil® Plus (s. o.)

**Produktbezogene Meßergebnisse eigener Untersuchungen** 135

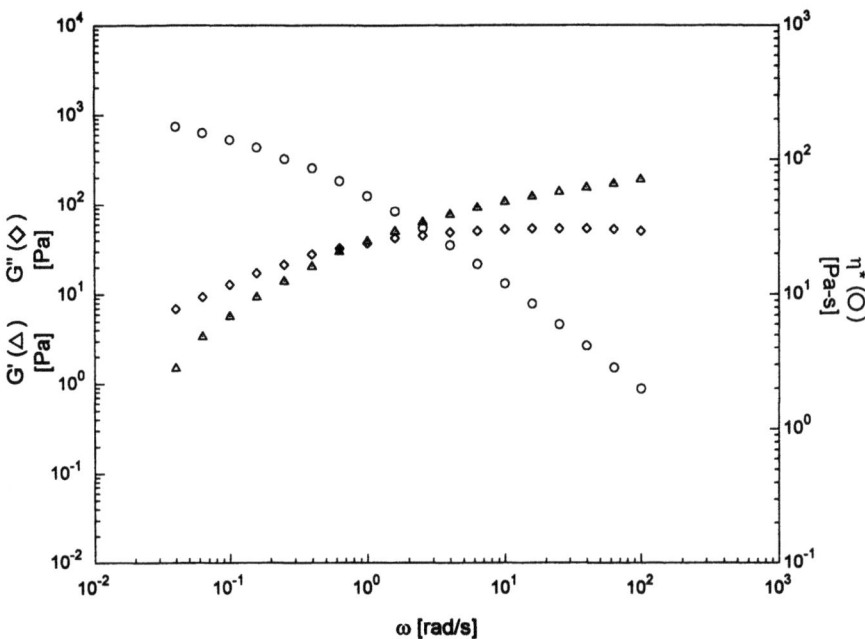

**Abb. 128.** Provisc®

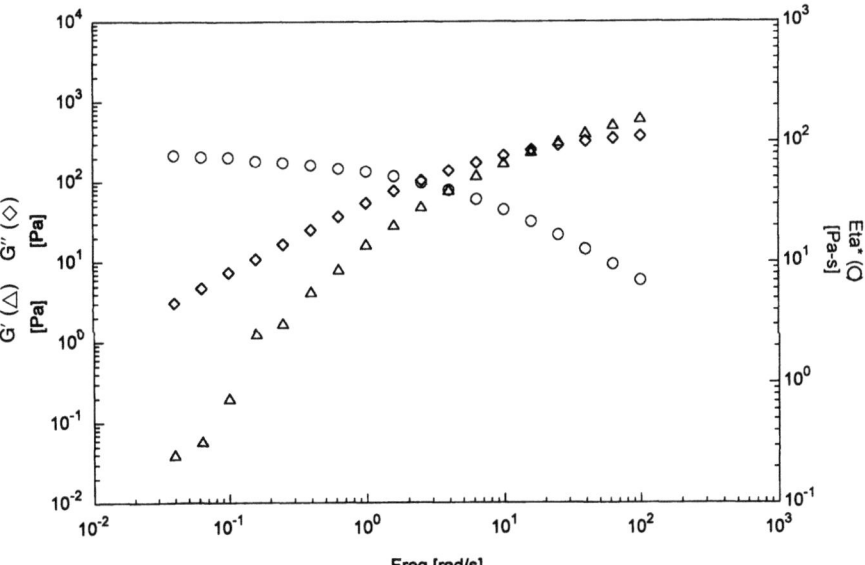

**Abb. 129.** Rayvisc®

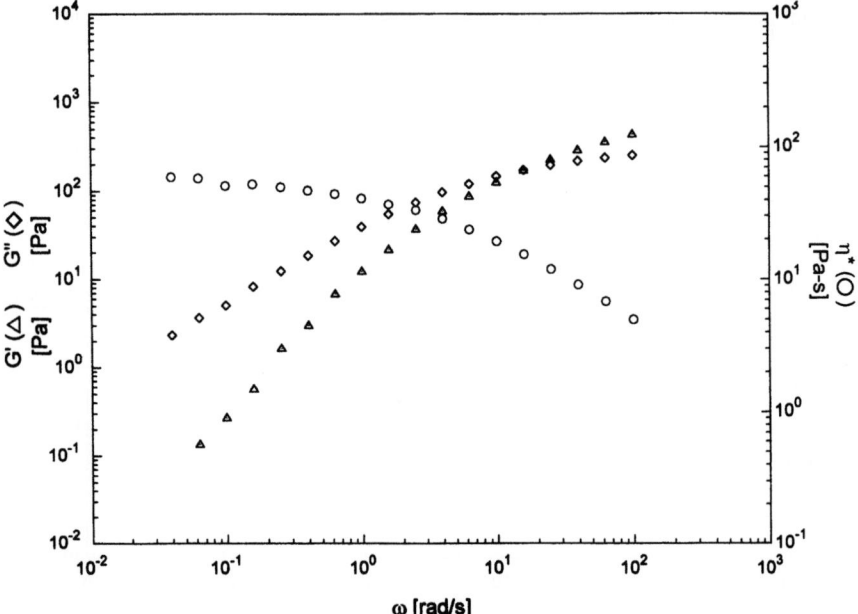

**Abb. 130.** Viscoat®

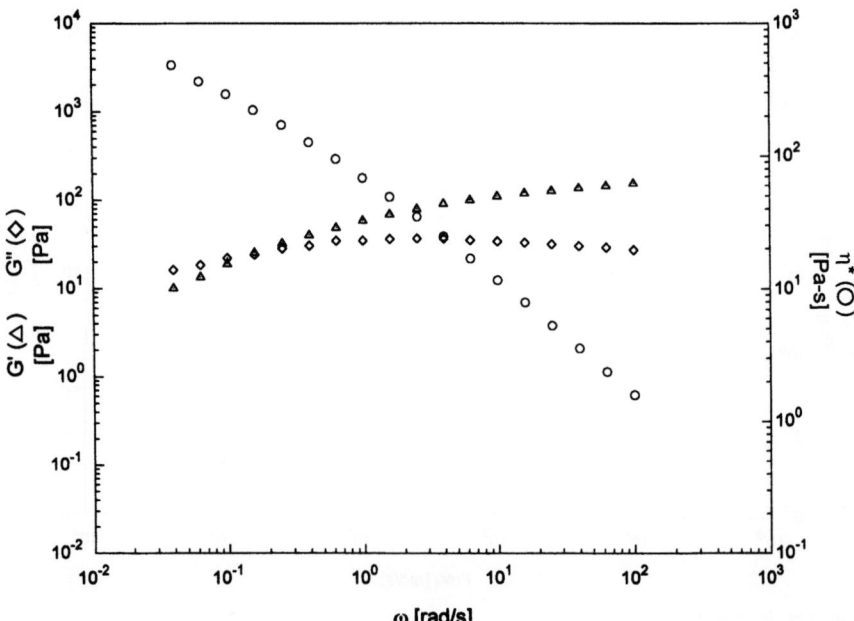

**Abb. 131.** Viscorneal®, entspricht: Allervisc®

# Produktbezogene Meßergebnisse eigener Untersuchungen

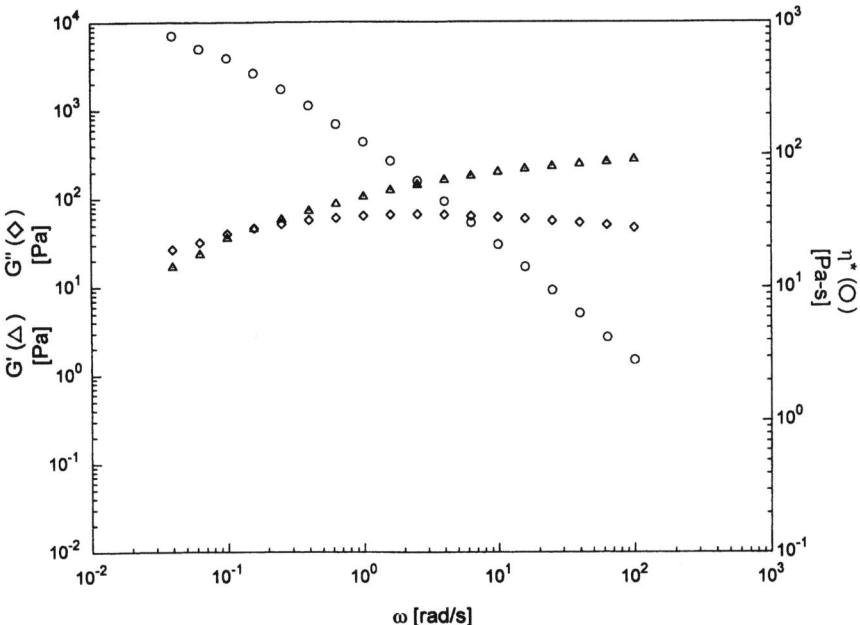

**Abb. 132.** Viscorneal® Plus, entspricht: Allervisc® Plus

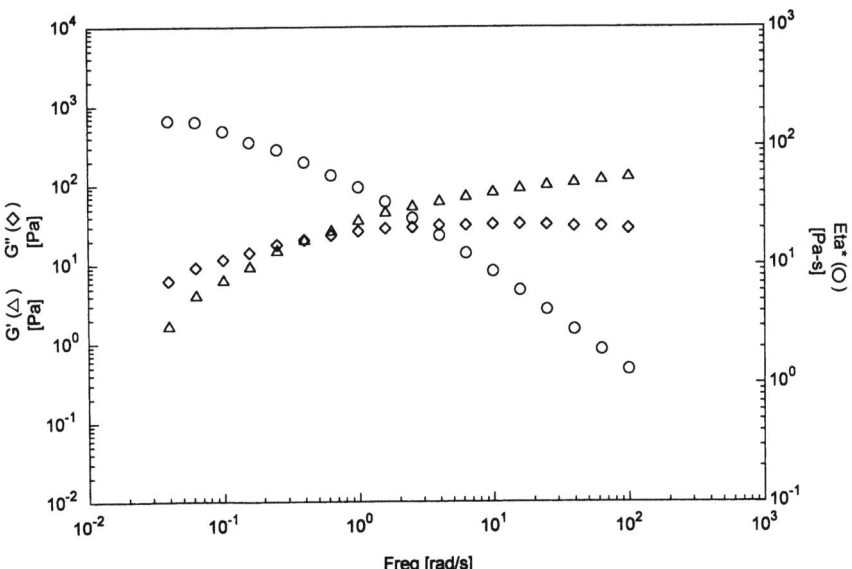

**Abb. 133.** Visko® 1%

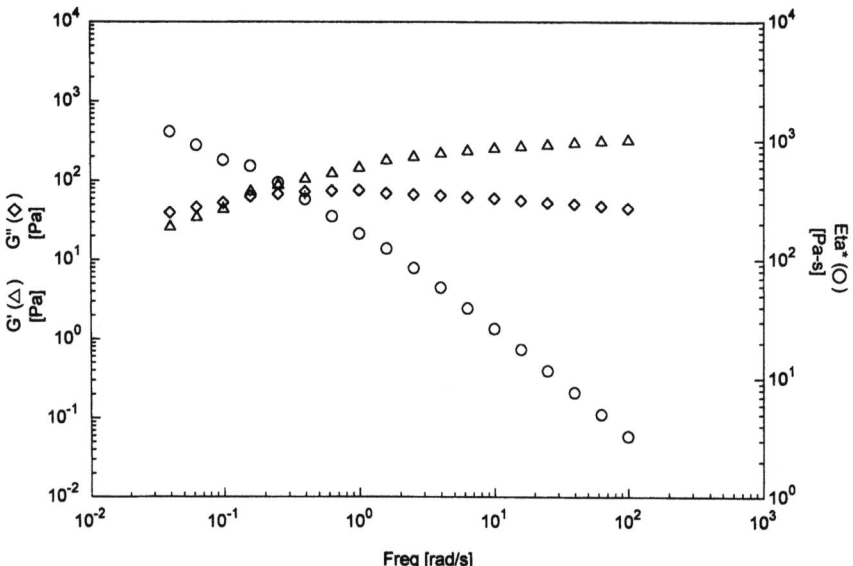

**Abb. 134.** Visko® 1,4%

## Viskoelastika aus Hydroxypropylmethylcellulose

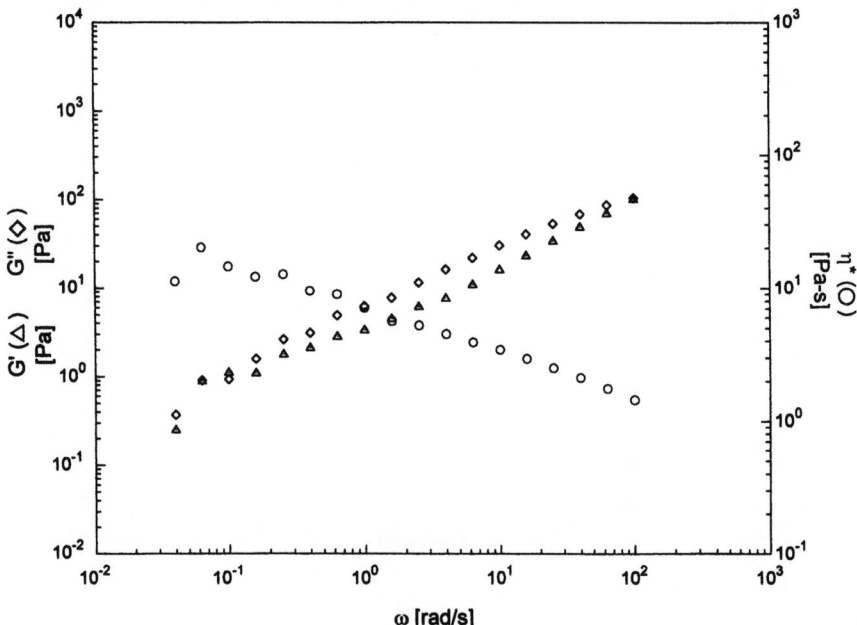

**Abb. 135.** Acrivisc®

## Produktbezogene Meßergebnisse eigener Untersuchungen

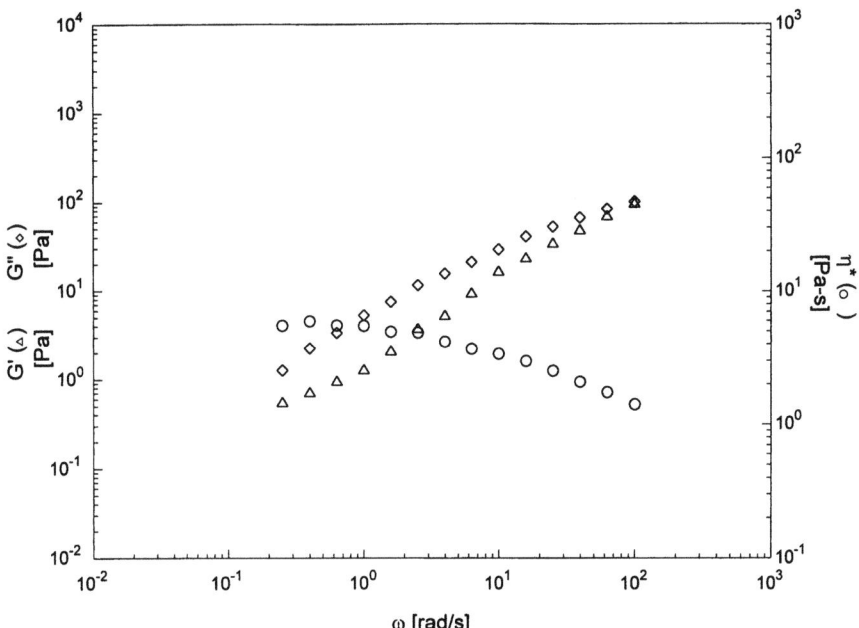

**Abb. 136.** Coatel®

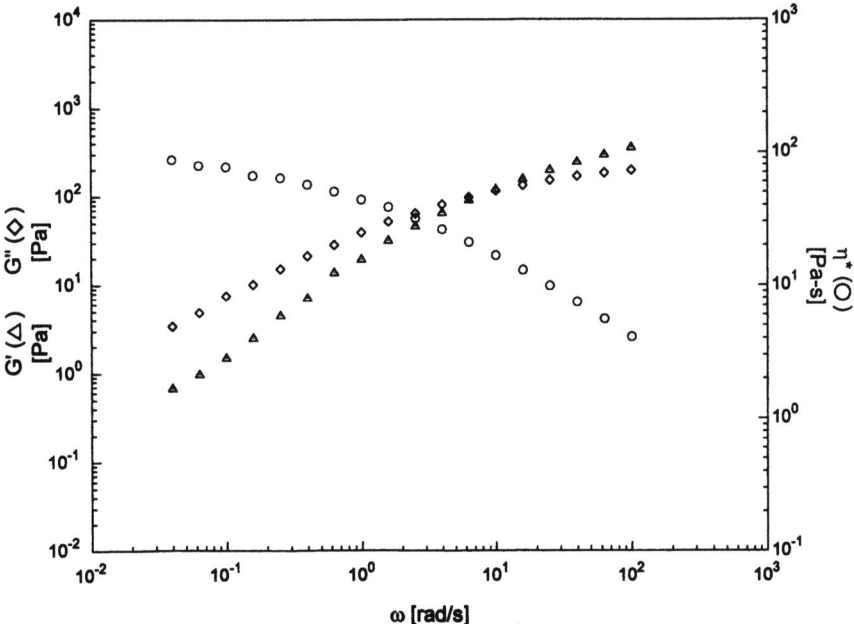

**Abb. 137.** HPMC Ophthal H®

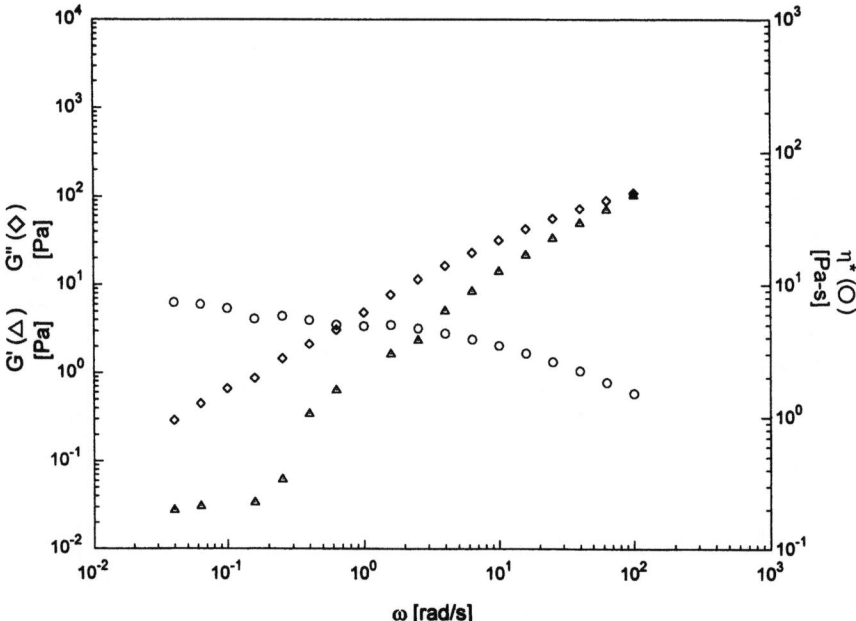

**Abb. 138.** HPMC Ophthal L®

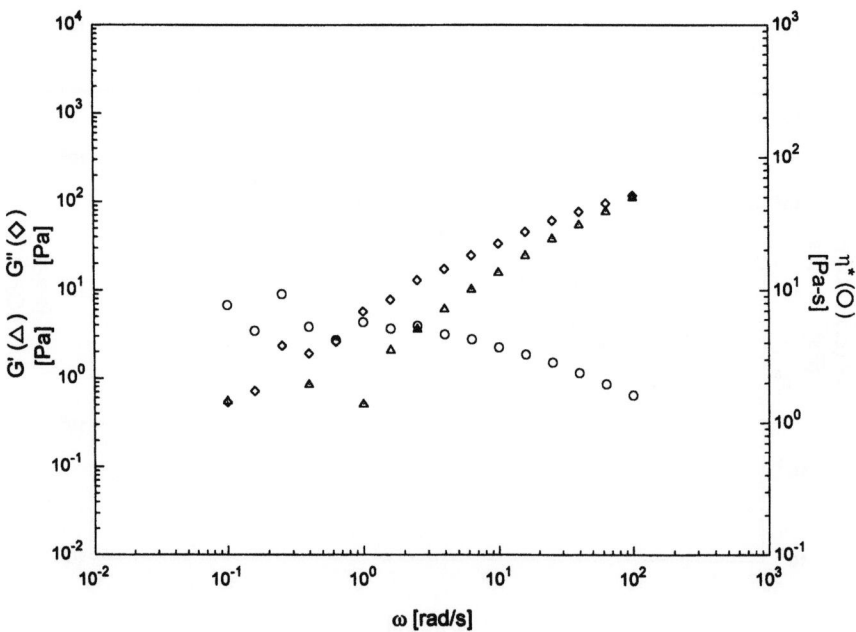

**Abb. 139.** Ocucoat®

## Produktbezogene Meßergebnisse eigener Untersuchungen

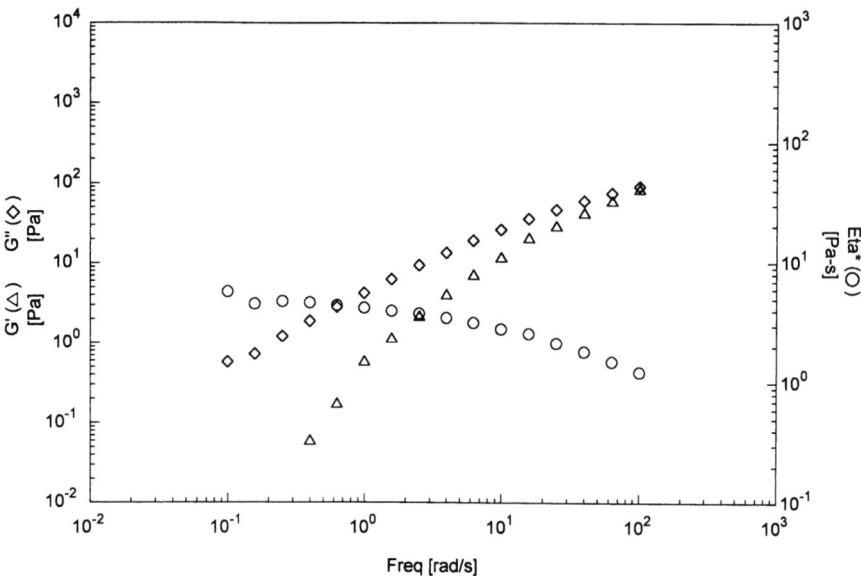

**Abb. 140.** PeHa-Visco®

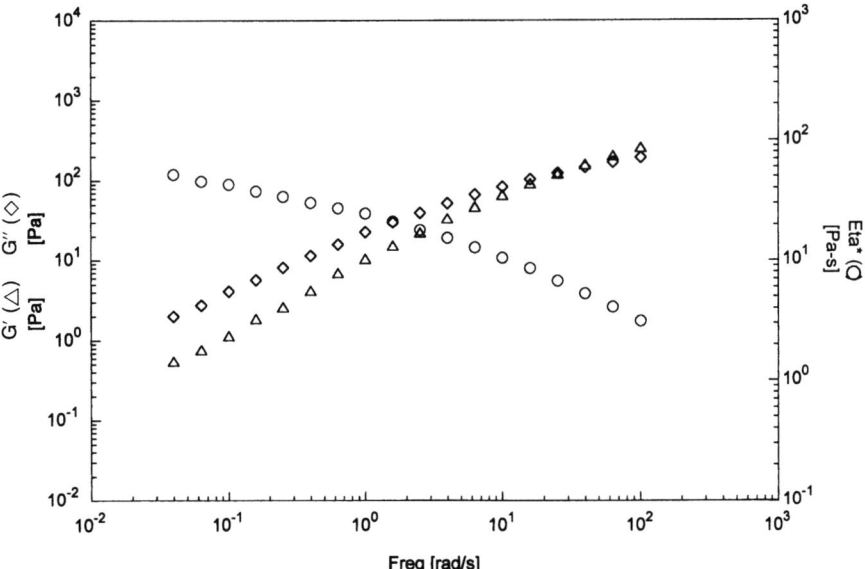

**Abb. 141.** Visco Shield™

# Literaturverzeichnis

## Übersichtsarbeiten

Alpar JJ. Viscosurgery: a review of materials, indications, techniques and precautions. Eisner G (ed): Ophthalmic Viscosurgery: A Review of Standards, Techniques and Applications. Bern, Switzerland, Medicopea International, 1986, S. 39-53
Larson RSL, Lindstrom RL, Skelnik DL. Viscoelastic agents. CLAO J 1989; 15:151-161
Liesegang TJ. Viscoelastic substances in ophthalmology. Surv Ophthalmol 1990; 34:268-293
Meyer-Schwickerath G (Hrsg). Viskochirurgie des Auges. Stuttgart, Enke, 1984
Miller D, Stegmann R. Healon (Sodium Hyaluronate): A Guide to Its Use in Ophthalmic Surgery. New York, John Wiley & Sons, 1983
Rosen ES (ed): Viscoelastic Materials: Basis Science and Clinical Applications. New York, Pergamon Press, 1989 (*uber den Buchhandel derzeit leider nicht mehr erhältlich*)

## Zitierte Literatur

Abatangelo G, Martelli M, Vecchia P. Healing of hyaluronic acid-enriched wounds: histological observations. J Surg Res 1983; 35:410-416
Algawi K, Agrell B, Goggin M, O'Keefe M. Randomized clinical trial of topical sodium hyaluronate after excimer laser photorefractive keratectomy. J Refractive Surg 1995; 11:42-44
Alpar JJ. The use of Healon in corneal transplant surgery with and without intraocular lenses. Ophthalmic Surg 1984; 15:757-760
Alpar JJ. Comparison of Healon and Amivsc. Ann Ophthalmol 1985; 17:647-651
Alpar JJ. Sodium hyaluronate (Healon®) in cyclodialysis. CLAO J 1985; 11:201-204
Alpar JJ. Sodium hyaluronate (Healon®) in glaucoma filtering procedures. Ophthalmic Surg 1986; 17:724-730
Alpar JJ, Alpar AJ, Baca J, Chapman D. Comparison of Healon® and Viscoat® in cataract extraction and intraocular lens implantation. Ophthalmic Surg 1988; 19:636-642
Anmarkrud N, Bergaust B, Bulie T. The effect of Healon and timolol on early postoperative intraocular pressure after extracapsular cataract extraction with implantation of a posterior chamber lens. Acta Ophthalmol (Copenh) 1992; 70:96-100
Anmarkrud N, Bergaust B, Bulie T. The quantitative effect of Healon on early postoperative intraocular pressure after extracapsular cataract extraction with implantation of a posterior chamber lens. Acta Ophthalmol (Copenh) 1995; 73:537-540
Anmarkrud N, Bergaust B, Bulie T. A comparison of Healon and Amivsc on the early postoperative pressure after extracapsular cataract extraction with implantation of a posterior chamber lens. Acta Ophthalmol (Copenh) 1996; 74:626-628
Apple DL, Tetz MR, Hansen SO, Solomon K. Use of viscoelastics in intraocular lens removal. Rosen ES (ed): Viscoelastic Materials: Basic Science and Clinical Applications. New York, Pergamon Press, 1989, S. 139-155
Arnoult JB, Vila-Coro AA, Mazow ML. Goniotomy with sodium hyaluronate. J Pediatric Ophthalmology & Strabismus 1988; 25:18-22

Aron-Rosa D, Cohn HC, Aron J-J, Boquety C. Methylcellulose instead of Healon® in extracapsular surgery with intraocular lens implantation. Ophthalmology 1983; 90:1235-1238

Arshinoff SA. Viscoelastic substances: their properties and use when placing an IOL in the capsular bag. Curr Can Ophthalmic Prac 1986; 4:64-65; 72; 74

Arshinoff SA. Comparative physical properties of ophthalmic viscoelastic materials. Curr Can Ophthalmic Prac 1989; 7:1

Arshinoff SA. The physical properties of ophthalmic viscoelastics in cataract surgery. Ophthalmic Pract 1991; 9:81-86

Arshinoff SA. Mechanics of capsulorhexis. J Cataract Refract Surg 1992; 18:623-628

Arshinoff SA. Dispersive and cohesive viscoelastic materials in phacoemulsification. Ophthalmic Pract 1995; 13:98-104

Arshinoff SA, Hofmann I. Prospective, randomized trial of Microvisc® and Healon® in routine phacoemulsification. J Cataract Refract Surg 1997; 23:761-765

Arshinoff SA. Dispersive and cohesive viscoelastic materials in phacoemulsification revisited 1998. Ophthalmic Practice 1998; 16:24-32

Arshinoff SA. The dispersive-cohesive viscoelastic soft-shell technique. J Cataract Refract Surg 1998 (*im Druck*)

Artola A, Aliò JL, Bellot JL, Ruiz JM. Lipid peroxidation in the iris and its protection by means of viscoelastic substances (Sodium hyaluronate and Hydroxypropylmethylcellulose). Ophthalmic Res 1993; 25:172-176

Arzeno A, Miller D. Effect of sodium hyaluronate on corneal wound healing. Arch Ophthalmol 1982; 100:152

Assia EI, Apple DJ, Lim ES, Morgan RC, Tsai JC. Removal of viscoelastic material after experimental cataract surgery in vitro. J Cataract Refract Surg 1992; 18:3-6

Auffarth GU, Wesendahl TA, Solomon KD, Brown SJ, Apple DJ. Evaluation of different removal techniques of a high-viscosity viscoelastic. J Cataract Refract Surg 1994; best papers of session

Baba T, Kasahara A, Momose A. Use of methylcellulose in cataract extraction and IOL implantation. Proceedings of the XXV International Congress of Ophthalmology. Rome, 1986. Amsterdam, Kugler and Ghedini, 1987, S. 1004-1006

Balazs EA. Physiology of the vitreous body. Schepens CL (ed): Importance of the vitreous body in retina surgery with special emphasis on reoperations. St. Louis, C.V. Mosby, 1960, S. 29-48

Balazs EA, Gibbs DA. The rheological properties and biological function of hyaluronic acid, in Balazs EA (ed). Chemistry and Molecular Biology of the Intercellular Matrix, Vol 3. London, Academic Press, 1970, S. 1241-1253

Balazs EA, Freeman MI, Kloti R, Meyer-Schwickerath O, Regnault F, Sweeney DH. Hyaluronic acid and the replacement of vitreous and aqueous humor. Mod Probl Ophthalmol 1972; 10:3-21

Balazs EA, Darzynkiewisz Z. The effect of hyaluronic acid on fibroblasts, mononuclear phagocytes and lymphocytes. In: E. Kulonen, J. Pikkarainen (eds.): Biology of the fibroblast. London, Academic Press, 1973, S. 237-252

Balazs EA, Hutsch E. Replacement of the vitreous with hyaluronic acid, collagen and other polymers. Irvine AR, O'Malley C (eds): Advances in Vitreous Surgery. Springfield, Illinois, Charles C Thomas, 1976, S. 601-623

Balazs EA. Ultrapure hyaluronic acid and the use thereof. US Patent No. 4.141.973, Oct. 17, 1979

Balazs EA. Sodium hyaluronate and viscosurgery. Miller D, Stegmann R (eds): Healon®, A Guide to Its Use in Ophthalmic Surgery. New York, Wiley Medical Publishers, 1983, S. 5-28

Balazs EA. Pharmakologische Eigenschaften von Natrium-Hyaluronat im Auge. In: Meyer-Schwickerath G (Hrsg) Viskochirurgie des Auges. Enke, Stuttgart, 1984; S. 1-13

Balazs EA. Viscosurgery, features of a true viscosurgical tool and its role in ophthalmic surgery, in Miller D, Stegmann R (eds): Treatment of Anterior Segment Ocular Trauma. Montreal, Canada, Medicopea, 1986a, S. 121-128

Balazs EA, Freeman MI, Regnault F. The development of sodium hyaluronate (Healon®) as a viscoelastic material in ophthalmic surgery, in Eisner G (ed): Ophthalmic Viscosurgery: A Review of Standards, Techniques and Applications. Bern, Switzerland, Medicopea International, 1986b, S. 3-19

Balazs EA. The introduction of elastoviscous hyaluron for viscosurgery. Rosen ES (ed): Viscoelastic Materials: Basic Science and Clinical Applications. New York, Pergamon Press, 1989, S. 167-183

Baldwin LB, Smith TJ, Holkins JL, Pearson PA. The use of viscoelastic substances in the drainage of postoperative suprachoroidal hemorrhage. Ophthalmic Surg 1989; 20:504-507
Barak A, Alhalel A, Kotas R, Melamed S. The protective effect of early intraoperative injection of viscoelastic material in trabeculectomy. Ophthalmic Surg 1992; 23:206-209
Barak A, Desatnik H, Ma-Naim T, Ashkenasi I, Neufeld A, Melamed S. Early postoperative intraocular pressure pattern in glaucomatous and nonglaucomatous patients. J Cataract Refract Surg 1996; 22:607-611
Bárány EH. The action of different kinds of hyaluronidase on the resistance to flow through the angle of the anterior chamber. Acta Ophthalmol (Copenh) 1956; 34:397-403
Barron BA, Busin M, Page C, Bergsma DR, Kaufman HE. Comparison of the effects of Viscoat and Healon on postoperative intraocular pressure. Am J Ophthalmol 1985; 100: 377-384
Bartholomew RS. Viscoelastic evacuation of traumatic hyphaema. Br J Ophthalmol 1987; 71:27-28
Becker KW, Ehrich W, Höh H. Hornhauttrubungen und Irisfaltchen beim Vorderkammerimplantationstest am Kaninchenauge – Spaltlampenmikroskopische und histologische Befunde. Contactologica 1988; 10:115-121
Berson FG, Patterson MM, Epstein DL. Obstruction of aqueous outflow by sodium hyaluronate in enculeated human eyes. Am J Ophthalmol 1983; 95:668-672
Bigar F, Gloor B, Schimmelpfennig B, Thumm D. Die Vertraglichkeit von Hydroxypropylmethylcellulose bei der Implantation von Hinterkammerlinsen. Klin Monatsbl Augenheilkd 1988; 193:21-24
Binder PS, Deg JK, Kohl FS. Calcific band keratopathy after intraocular chondroitin sulfate. Arch Ophthalmol 1987; 105:1243-1247
Bleckmann H, Vogt R, Garus H-J. Collagel – a new viscoelastic substance for ophthalmic surgery. J Cataract Refract Surg 1992; 18:20-26
Blondeau P. Sodium hyaluronate in trabeculectomy: A retrospective study. Can J Ophthalmol 1984; 19:306-309
Bothner H, Wik O. Rheology of hyaluronate. Acta Otolaryngol (Stockh) 1987; 442(Suppl):25-30
Bothner H, Wik O. Rheology of intraocular solutions. Rosen ES (ed): Viscoelastic Materials: Basic Science and Clinical Applications. New York, Pergamon Press, 1989, S. 3-22
Bourne WM, Brubaker RF, O'Fallon WM. Use of air to decrease endothelial cell loss during intraocular lens implantation. Arch Ophthalmol 1979; 97:1473-1475
Bourne WM, Liesegang TJ, Waller RR, Ilstrup DM. The effect of sodium hyaluronate on endothelial cell damage during extracapsular cataract extraction and posterior chamber lens implantation. Am J Ophthalmol 1984, 98:759-762
Brauweiler P. Bimanual irrigation/aspiration. J Cataract Refract Surg 1996; 22:1013-1016
Bresciani C, Lebuisson DA, Eveillard M, Grossiord JL, Drupt F, Montefiore G. Dynamic viscosity and corneal endothelial protection with Healonid, Healon GV, Provisc and Viscoat during phacoemulsification. J Fr Ophthalmol 1996; 19:39-50
Brown GC, Benson WE. Use of sodium hyaluronate for the repair of giant retinal tears. Arch Ophthalmol 1989; 107:1246-1249
Buckley RJ. Healthy corneal endothelium and the effects of intraocular surgery. Trans Ophthalmol Soc UK 1985; 104:801-826
Burke S, Sugar J, Farber MD. Comparison of the effects of two viscoelastic agents, Healon and Viscoat, on postoperative intraocular pressure after penetrating keratoplasty. Ophthalmic Surg 1990; 21:821-826
Buschmann DM. Numerical conversion of transient to harmonic response functions for linear viscoelastic materials. J Biomechanics 1997; 30:197-202
Cadera W, Harding PW, Gonder JR, Hooper PL. Management of severe hypotony with intravitreal injection of Healon. Can J Ophthalmol 1993; 28:236-237
Cairns JE. Trabeculectomy. Am J Ophthalmol 1968; 66:673-679
Calder IG, Smith VH. Hyaluronidase and sodium hyaluronate in cataract surgery. Br J Ophthalmol 1986, 70:418-420
Campbell DG, Vela A. Modern goniosynechialysis for the treatment of synechial angle-closure glaucoma. Ophthalmology 1984, 91:1052-1060
Charlier J-P, Crowet F. Wave equations in linear viscoelastic materials. J Acoust Soc Am 1986; 79:895-900
Charleux J, Dupont D, Charleux M, et al. Human placental collagen type IV: An alternative as viscoplastic solution in ocular microsurgery. Proceedings of the XXV International Congress of Ophthalmology. Rome 1986. Amsterdam, Kugler and Ghedini, 1987, S. 1066-1067

Charleux J, Charleux M, Dupont D, et al. Le collagène IV visqueux d'origine humaine; propriétés physiques et tolérance expérimentale. Ophthalmologie 1989; 3:308–311

Charteris DG, McConell JMS, Adams AD. Effect of sodium hyaluronate on trabeculectomy filtration blebs. J R Coll Surg Eding 1991; 36:107–108

Cherfan GM, Rich WJ, Wright G. Raised intraocular pressure and other problems with sodium hyaluronate and cataract surgery. Trans Ophthalmol Soc UK 1983; 103:277–279

Chung J-H, Kim H-J, Fagerholm P, Cho B-C. Effect of topically applied Na-hyaluronan on experimental corneal alkali wound healing. Korean J Ophthalmol 1996; 10:68–75

Clorfeine GS, Parker WT. Use of Healon in eye muscle surgery with adjustable sutures. Ann Ophthalmol 1987; 19:215–217

Coffman MR, Mann PM. Corneal subepithelial deposits after use of sodium chondroitin. Am J Ophthalmol 1986; 102:279–280

Colin J, Durand L, Mouillon M, Lagoutte F, Constantinides G, Villard C, Romanet J-P. Comparative clinical trial of AMO Vitrax and Healon use in extracapsular cataract extraction. J Cataract Refract Surg 1995; 21:196–201

Comper WD, Laurent TC. Physiological function of connective tissue polysaccharides. Physiol Rev 1978; 58:255–315

Condon PI, Fitzgerald G, Burke A, Gallagher J. The physical effects of viscoelastic substances on human donor cornea. Trans Ophthalmol Soc UK 1983; 103:265–267

Condon PJ, Gillan J, Mullaney J, Hurley M, Kinsella M. Ultrastuctural studies of the effect of viscoelastic substances on the endothelium of human donor corneae – a pilot study. In: Rosen ES (ed): Viscoelastic Materials: Basic Science and Clinical Applications. New York, Pergamon Press 1989, S. 91–100

Crafoord S, Stenkula S. Healon® GV in posterior segment surgery. Acta Ophthalmologica 1993; 71:560–561

Craig MT, Olson RJ, Mamalis N, Olson RJ. Air bubble endothelial damage during phacoemulsification in human eye bank eyes: The protective effects of Healon® and Viscoat®. J Cataract Refract Surg 1990; 16:597–602

Daniele S, Refojo MF, Schepens CL, Freeman HM. Gylceryl methacrylate hydrogel as a vitreous implant. Arch Ophthalmol 1968; 80:120–127

Darzynkiewisz Z, Balazs EA. Effect of connective tissue intercellular matrix on lymphocyte stimulation. I. Suppression of lymphocyte stimulation by hyaluronic acid. Exp Cell Res 1971; 66:113–123

DeLuise VP, Peterson WJ. The use of topical Healon tears in the management of refractory dry-eye syndrome. Ann Ophthalmol 1984; 16:823–824

Denffer H v, Fabian E. Healon® in der Versorgung perforierender Augenverletzungen. In: Meyer-Schwickerath G (Hrsg) Viskochirurgie des Auges. Enke, Stuttgart, 1984; S. 81–87

Denlinger JL, Balazs EA. Replacement of the liquid vitreous with sodium hyaluronate in monkeys. I. Short-term evaluation. Exp Eye Res 1980a; 31:81–99

Denlinger JL, Schubert H, Balazs EA. Na hyaluronate of various molecular sizes injected into the anterior chamber of owl monkey: disappearance and effect on intraocular pressure. Proc Int Soc Eye Res 1980b; 1:88

Denlinger JL, Balazs EA. The fate of exogenous viscoelastic hyaluronan solutions in the primate eye. Rosen ES (ed): Viscoelastic Materials: Basic Science and Clinical Applications. New York, Pergamon Press, 1989, S. 185–199

D'Ermo F, Bonomi L, Duro D. A critical analysis of the long-term results of trabeculectomy. Am J Ophthalmol 1979; 88:829–835

Dick B, Kohnen T, Jacobi FK, Jacobi KW. Long-term endothelial cell loss following phacoemulsification through temporal clear corneal incision. J Cataract Refract Surg 1996; 22:63–71

Draeger J, Winter R, Wirth H. Viscoelastic glaucoma surgery. Trans Ophthalmol Soc UK 1983; 103:270–273

Drews RC. Sodium hyaluronate (Healon®) in the repair of perforating injuries of the eye. Ophthalmic Surg 1986; 17:23–29

Drews RC, Gabrawy L. Blue Healon®. J Cataract Refract Surg 1989; 15:100–104

Dunn M, Stenzel KH, Rubin AL, Miyata T. Collagen implants in the vitreous. Arch Ophthalmol 1969; 82:840–844

Duperre J, Grenier B, Lemire J, Mihalovits H, Sebag M, Lambert J. Effect of timolol vs. acetazolamide on sodium hyaluronate-induced rise in intraocular pressure after cataract surgery. Can J Ophthalmol 1994; 29:182–186

Eason J, Seward HC. Pupil size and reactivity following hydroxypropyl methylcellulose and sodium hyaluronate. Br J Ophthalmol 1995; 79:541–543

Edelhauser HF, Hanneken AM, Pederson HJ, van Horn DL. Osmotic tolerance of rabbit and human corneal endothelium. Arch Ophthalmol 1981; 99:1281-1287

Edelhauser HF, MacRae SM. Irrigating and viscous solutions. In: Sears M, Tarkkanen A (eds) Surgical Pharmacology of the Eye. New York, Raven Press, 1985

Ehrich W. Vorderkammertest von Kunststoffen fur Kontaktlinsen und Intraokluarlinsen. Contactologica 1987; 4:1-2

Ehrich W, Höh H, Kreiner CF. Biologische Verträglichkeit und Pharmakokinetik von Hydroxypropylmethylcellulose (HPMC) in der Vorderkammer des Kaninchenauges. Klin Monatsbl Augenheilkd 1990; 196:470-474

Eiferman RA, Wilkins EL. The effect of air on human corneal endothelium. Am J Ophthalmol 1981; 92:328-331

Eisner G. Eye Surgery. An Introduction to Operative Technique. New York, Springer Berlin Heidelberg New York Tokio, 1980, S. 171-181

Eisner G. Der raumtaktische Einsatz einer viskosen Substanz (Healon®). Klin Monatsbl Augenheilkd 1981; 178:32-39

Eisner G. General considerations concerning viscous materials in ophthalmic surgery. Trans Ophthal Soc UK 1983; 103:247-253

Embriano PJ. Postoperative pressure after phacoemulsification: sodium hyaluronate vs. sodium chondroitin sulfate - sodium hyaluronate. Ann Ophthalmol 1989; 21:85-90

Fechner PU. Methylcellulose in lens implantation. J Am Intraocul Soc 1977; 3:180-181

Fechner PU, Fechner MU. Methylcellulose and lens implantation. Br J Ophthalmol 1983; 67:259-263

Fechner PU. Preparation of 2% hydroxypropyl methylcellulose for viscous surgery. J Am Intraocul Implant Soc 1985; 11:606-607

Federman J, Decker WL, Grabowski WM. Cover slip lens. Am J Ophthalmol 1983; 95:848-849

Fernandez-Vigo J, Refojo MF, Jumblatt M. Elimination of hydroxypropyl methylcellulose from the anterior chamber of the rabbit. J Cataract Refract Surg 1989; 15:191-195

Ferreira RC, Lamberts M, Moreira JB, Campos MS. Hydroxypropylmethylcellulose and sodium hyaluronate in adjustable strabismus surgery. J Pediatr Ophthalmol Strabismus 1995; 32:239-242

Fine IH, Hoffman RS. Late reopening of fibrosed capsular bags to reposition decentered intraocular lenses. J Cataract Refract Surg 1997; 23:990-994

Fisher YL, Turtz AI, Gold M. Use of sodium hyaluronate in reformation and reconstruction of the persistent flat anterior chamber in the presence of severe hypotony. Ophthalmic Surg 1982; 13:819-821

Florén I, Hansen R, Ehinger B. Endophthalmitis-like reaction to viscoelastic material. XVth Congress of the European Society of Cataract & Refractive Surgeons, 1997, book of abstracts, S. 96

Florén I. Viscoelastic purity. J Cataract Refract Surg 1998; 24:145-146

Folk JC, Packer AJ, Weingeist TA, Howcraft MJ. Sodium hyaluronate (Healon®) in closed vitrectomy. Ophthalmic Surg 1986; 17:299-306

Forrester JV, Wilkinson PC. Inhibition of leikocyte locomotion by hyaluronic acid. J Cell Sci 1981; 48:315-331

Forsberg N, Von Malmborg A, Madsen K, Rolfsen W, Gustafson S. Receptors for hyaluronan on corneal endothelial cells. Exp Eye Res 1994; 59:689-696

Fourman S. Management of cornea-lens touch after filtering surgery for glaucoma. Ophthalmol 1990; 97:424-428

Fraser JRE, Laurent TC, Pertoft H, Baxter E. Plasma clearance, tissue distribution and metabolism of hyaluronic acid injected intravenously in the rabbit. Biochem J 1981; 200:415-424

Friedburg D. Visco-hydraulic irrigation of the lens cortex. A safe ECCE method. Klin Monatsbl Augenheilkd 1994; 205:344-347

Frohn A, Dick B, Fritzen CP, Breitenbach M, Thiel HJ. Ultraschall-Ausbreitung in Viskoelastika. In: 12. Kongreß der Deutschsprachigen Gesellschaft für Intraokularlinsen-Implantation und refraktive Chirurgie; (Hrsg: Ohrloff C, Kohnen T, Duncker G). Springer, Berlin Heidelberg New York Tokio, 1998, (im Druck)

Fry LL. Postoperative intraocular pressure rises: A comparison of Healon, Amvisc, and Viscoat. J Cataract Refract Surg 1989; 15:415-420

Fry LL. Comparison of the postoperative intraocular pressure with Betagan, Betoptic, Timoptic, Iopidine, Diamox, Pilopine Gel, and Miostat. J Cataract Refract Surg 1992; 18:14-19

Fry LL, Yee RW. Healon GV in extracapsular cataract extraction with intraocular lens implantation. J Cataract Refract Surg 1993; 19:409-412

Gandolfi SA, Massarı A, Orsoni JG. Low-molecular-weight sodium hyaluronate in the treatment of bacterial corneal ulcers. Graefe's Arch Clin Exp Ophthalmol 1992; 230:20-23

Gaskell A, Haining WM. A double blind randomized multicentre clinical trial of „Healon G.V." compared with „Healon" in ECCE with IOL implantation. Eur J Implant Refract Surg 1991; 3:241-244

Gerke E, Meyer-Schwickerath G, Siebert A. Healon® bei Netzhautablösung. In: Meyer-Schwickerath G (Hrsg) Viskochirurgie des Auges. Enke, Stuttgart, 1984; S. 99-103

Gibbs DA, Merrill EW, Smith KA, Balazs EA. Rheology of hyaluronic acid. Bipolymers 1968; 6:777-791

Gimbel HV, Ferensowicz M, Raanan M, DeLuca M. Implantation in children. J Pediatr Ophthalmol Strabismus 1993; 30:69-79

Glasser DB, Matsuda M, Ellis JG, Edelhauser HF. Effects of intraocular solutions on the corneal endothelium after in vivo anterior chamber irrigation. Am J Ophthalmol 1985; 99:321-328

Glasser DB, Matsuda M, Edelhauser HF. A comparison of the efficacy and toxicity of and intraocular pressure response to viscous solutions in the anterior chamber. Arch Ophthalmol 1986; 104:1819-1824

Glasser DB, Katz HR, Boyd JE, Langdon JD, Shobe SL, Peiffer RL. Protective effects of viscous solutions in phacoemulsification and traumatic lens implantation. Arch Ophthalmol 1989; 107:1047-1051

Glasser DB, Osborn DC, Nordeen JF, Min Y. Endothelial protection and viscoelastic retention during phacoemulsification and intraocular lens implantation. Arch Ophthalmol 1991; 109:1438-1440

Gombos GM, Berman ER. Chemical and clinical observations on the fate of various vitreous substitutes. Acta Ophthalmol 1967; 45:794-805

Gonnering R, Edelhauser HF, van Horn DL, Durant W. The pH tolerance of rabbit and human corneal endothelium. Invest Ophthalmol Vis Sci 1979; 18:373-390

Graue EL, Polack FM, Balazs EA. The protective effect of Na-hyaluronate to corneal endothelium. Exp Eye Res 1980; 31:119-127

Grisanti S, Jacobi PC, Bartz-Schmidt KU, Heimann K. Pseudoendophthalmitis after the use of a new viscoelastic product. XVth Congress of the European Society of Cataract & Refractive Surgeons, 1997, book of abstracts, S. 101

Gross JG, Meyer DR, Robin AL, et al. Increased intraocular pressure in the immediate postoperative period after extracapsular cataract extraction. Am J Ophthalmol 1988; 105:466-469

Gruber PF, Schipper I, Kem R. Use of Healon for corneal trephination in penetrating keratoplasty. Ophthalmic Surg 1984; 15:773

Guthoff R, Wendl U, Böhnke M, Winter R. Endothelzellschutzende Wirkung hochviskoser Substanzen in der Kataraktchirurgie. Ophthalmologe 1992; 89:310-312

Härfstrand A, Molander N, Stenevi U, Apple D, Schenholm M, Madsen K. Evidence of hyaluronic acid and hyaluronic acid binding sites on human corneal endothelium. J Cataract Refract Surg 1992; 18:265-269

Hamano T, Horimoto K, Lee M, Komemushi S. Sodium hyaluronate eyedrops enhance tear film stability. Jpn J Ophthalmol 1996; 40:62-65

Hammer ME, Burch TG. Viscous corneal protection by sodium hyaluronate, chondroitin sulfate, and methylcellulose. Invest Ophthalmol Vis Sci 1984; 25:1329-1332

Harrison SE, Soll DB, Shayegan M. Clinch T. Chondroitin sulfate: a new and effective protective agent for intraocular lens insertion. Ophthalmology 1982; 89:1254-1260

Hayreh SS. Anterior ischemic optic neuropathy. Occurrence after cataract extraction. Arch Ophthalmol 1980; 98:1410-1416

Hedbys BO. The role of polysaccharide in corneal swelling. Exp Eye Res 1963; 2:122-129

Hein SR; Keates RH, Weber PA. Elimination of sodium hyaluronate-induced decrease in outflow facility with hyaluronidase. Ophthalmic Surg 1986; 17:731-734

Henry JC, Olander K. Comparison of the effect of four viscoelastic agents on early postoperative intraocular pressure. J Cataract Refract Surg 1996; 22:960-966

Herrington RG, Ball SF, Updegraff SA. Delayed sustained increase in intraocular pressure secondary to the use of polyacrylamide gel (Orcolon®) in the anterior chamber. Ophthalmic Surg 1993; 24:658-662

Hessemer V, Dick B. Viskoelastische Substanzen in der Kataraktchirurgie - Grundlagen und aktuelle Übersicht. Klin Monatsbl Augenheilkd 1996; 208:55-61

Hirst LW, DeJuan E Jr. Sodium hyaluronate and tissue adhesive in treating corneal perforations. Ophhalmology 1982; 89:1250-1253
Hoffer KJ. Effects of extracapsular implant techniques on endothelial density. Arch Ophthalmol 1982; 100:791-792
Holmberg ÅS, Philipson BT. Sodium hyaluronate in cataract surgery. I. Report on the use of Healon® in two different types of intracapsular cataract surgery. Ophthalmology 1984a; 91:45-52
Holmberg ÅS, Philipson BT. Sodium hyaluronate in cataract surgery. II. Report on the use of Healon® in extracapsular cataract surgery using phacoemulsification. Ophthalmology 1984b; 91:53-59
Holst A, Rolfsen W, Svensson B, Öllinger K, Lundgren B. Formation of free radicals during phacoemulsification. Curr Eye Res 1993; 12:359-365
Hütz WW, Eckhardt B, Kohnen T. Comparison of viscoelastic substances used in phacoemulsification. J Cataract Refract Surg 1996; 22:955-959
Hultsch E. The scope of hyaluronic acid as an experimental intraocular implant. Ophthalmology 1980; 87:706-712
Hung SO. Role of sodium hyaluronate (Healonid) in triangular flap trabeculectomy. Br J Ophthalmol 1985; 69:46-50
Hyndiuk RA, Schultz RO. Overview of the corneal toxicity of surgical solutions and drugs and clinical concepts in corneal edema. Lens Eye Toxic Res 1992; 9:331-350
Imkamp E, Kaden P, Kuss M, Hunold W, Mittermayer C. Konzentrationsabhängige Effekte viskochirurgischer Substanzen auf das Zellwachstum boviner Kornea-Endothelzellen. Fortschr Ophthalmol 1988; 85:434-436
Insler MS. A new use for sodium hyaluronate (Healon) in penetrating keratoplasty. Ann Ophthalmol 1985; 17:106-107
Iwata S, Miyauchi S, Takehana M. Biochemical studies on the use of sodium hyaluronate in the anterior eye segment. I. Variation of protein and ascorbic acid concentration in rabbit aqueous humor. Curr Eye Res 1984; 3:605-610
Iwata S, Miyauchi S. Biochemical studies on the use of sodium hyaluronate in the anterior eye segment. III. Histological studies on distribution and efflux process of 5-Aminofluorescein-labeled hyaluronate. Jpn J Ophthalmol 1985; 29:187-197
Jensen MK, Crandall AS, Mamalis N, Olson RJ. Crystallization on intraocular lens surfaces associated with the use of Healon GV. Arch Ophthalmol 1994; 112:1037-1042
Juzych MS, Parras KA, Shin DH, Swebdris RP, Ramocki JM. Adjunctive viscoelastic therapy for postoperative ciliary block. Ophthalmic Surg 1992; 23:784-788
Kammann J, Dornbach G, Vollenberg C, Hille P. Kontrollierte klinische Studie zweier viskoelastischer Substanzen. Fortschr Ophthalmol 1991; 88:438-441
Kanellopoulos AJ, Perry HD, Donnenfeld ED. Timolol gel versus acetazolamide in the prophylaxis of ocular hypertension after phacoemulsification. J Cataract Refract Surg 1997a; 23:1070-1074
Kanellopoulos AJ, Perry HD, Donnenfeld ED. Comparison of topical timolol gel to oral acetazolamid in the prophylaxis of viscoelastic-induced ocular hypertension after penetrating keratoplasty. Cornea 1997b; 16:12-15
Karel I, Kalvodova B, Filipec M, Bohacova E, Soucek P, Povysil C, Vacik J, Tlustakova M. Poly(triethylenglycol monomethacrylate) and poly(glycerol monomethacrylate) crosslinked gel as potential viscoelastics for intraoperative use. Graefe's Archive Clin Exp Ophthalmol 1997; 235:186-189
Kassar BS, Varnell ED. Effect of PMMA and silicone lens materials on normal rabbit corneal endothelium: An in vitro study. Am Intra-Ocular Implant Soc J 1982; 8:55-58
Kaufman PL, Lütjen-Dcroll E, Hubbard BS, Erikson KA. Obstruction of aqueous humor outflow by cross-linked polyacrylamid microgels in bovine, monkey and human eyes. Ophthalmology 1994; 101:1672-1679
Keates RH, Powell J, Blosser E. Coated intraocular lenses. Ophthalmic Surg 1987; 18:693-697
Kelman CD. Rhaco-emulsification and aspiration. A new technique of cataract removal. A preliminary report. Am J Ophthalmol 1967; 64:23-25
Kerr Muir MG, Sherrard ES, Andrews V, Steel ADM. Air, methylcellulose, sodium hyaluronate and the corneal endothelium: endothelial protective agents. Eye 1987; 1:480-486
Kim JH. Intraocular inflammation of denatured viscoelastic substance in cases of cataract extraction and lens implantation. J Cataract Refract Surg 1987; 13:537-542
Kirkby GR, Gregor ZJ. The removal of silicone oil from the anterior chamber in phakic eyes. Arch Ophthalmol 1987; 105:1592

Kishimoto M, Yamanouchi U, Mori F, Nakamori F. An experimental study on the substitute of the vitreous body. Acta Soc Ophthalmol Jap 1964; 68:1145

Klemm M, Balazs A, Draeger J, Wiezorrek R. Experimental use of space-retaining substances with extended duration: functional and morphological results. Graefe's Arch Clin Exp Ophthalmol 1995; 233:592-597

Koch DD, Liu JF, Glasser DB, Merin LM, Haft E. A comparison of corneal endothelial changes after use of Healon® or Viscoat® during phacoemulsification. Am J Ophthalmol 1993; 115:188-201

Kohnen T, von Ehr M, Schütte E. Postoperativer Druckverlauf in den ersten Tagen nach intraokularem Einsatz von Hyaluronsaurelösung mit unterschiedlicher Viskositat. Klin Monatsbl Augenheilkd 1995; 207:29-36

Kohnen T, von Ehr M, Schutte E, Koch DD. Evaluation of intraocular pressure with Healon® and Healon® GV in sutureless cataract surgery with foldable lens implantation. J Cataract Refract Surg 1996; 22:227-237

Koster R, Stilma JS. Comparison of vitreous replacement with Healon® and with HPMC in rabbits' eyes. Doc Ophthalmol 1986 a; 61:247-253

Koster R, Stilma JS. Healon® as intravitreal substitute in retinal-detachment surgery in 40 patients. Doc Ophthalmol 1986 b; 64:13-17

Kwitko S, Belfort R Jr. Light and electron microscopic analysis of intraocular 2% hydroxypropylmethylcellulose. J Cataract Refract Surg 1991; 17:478-484

Landers MB III. Sodium hyaluronate (Healon) as an aid to internal fluid-gas exchange (letter to the editor). Am J Ophthalmol 1982; 94:557-558

Lane SS, Naylor DW, Kullerstrand LJ, Knauth K, Lindstrom RL. Prospective comparison of the effects of Ocucoat®, Viscoat®, and Healon® on intraocular pressure and endothelial cell loss. J Cataract Refract Surg 1991; 17:21-26

Lang E, Mark D, Miller FA, Miller D, Wik O. Shear flow characteristics of sodium hyaluronate: relationship to performance in anterior segment surgery. Arch Ophthalmol 1984; 102:1079-1082

Laurell C-G, Philipson B. An open randomized clinical study comparing Healon® GV and Healon® during soft IOL implantation. Eur J Impl Ref Surg 1995; 7:170-172

Laurent TC. A comparative study of physico-chemical properties of hyaluronic acid prepared according to different methods and from different tissues. Ark Kemi 1957; 11:487-496

Laurent UBG, Laurent TC. On the origin of hyaluronate in blood. Biochem Int 1981; 2:195-199

Laurent UBG, Granath KA. The molecular weight of hyaluronate in the aqueous humour and vitreous body of rabbit and cattle eyes. Exp Eye Res 1983; 36:481-492

Laurent UBG, Fraser JRE. Disappearance of concentrated hyaluronan from the anterior chamber of monkey eyes. Exp Eye Res 1990; 51:65-69

Laurent UBG, Dahl LB, Lilja K. Hyaluronan injected in the anterior chamber of the eye is catabolized in the liver. Exp Eye Res 1993; 57:435-440

Leaming DV. Practice styles and preferences of ASCRS members - 1990 survey. J Cataract Refract Surg 1991; 17:495-502

Leaming DV. Practice styles and preferences of ASCRS members - 1991 survey. J Cataract Refract Surg 1992; 18:460-469

Leaming DV. Practice styles and preferences of ASCRS members - 1992 survey. J Cataract Refract Surg 1993; 19:600-606

Leaming DV. Practice styles and preferences of ASCRS members - 1993 survey. J Cataract Refract Surg 1994; 20:459-467

Leaming DV. Practice styles and preferences of ASCRS members - 1994 survey. J Cataract Refract Surg 1995; 21:378-385

Leaming DV. Practice styles and preferences of ASCRS members - 1995 survey. J Cataract Refract Surg 1996; 22:931-939

Leaming DV. Practice styles and preferences of ASCRS members - 1996 survey. J Cataract Refract Surg 1997; 23:527-535

Leaming DV. Practice styles and preferences of ASCRS members - 1997 survey. J Cataract Refract Surg 1998; 24:552-561

Lehmann R, Brint S, Stewart R, White GL Jr, McCarthy G, Taylor R, Disbrow D, Defaller J. Clinical comparison of Provisc and Healon in cataract surgery. J Cataract Refract Surg 1995; 20:543-547

Leith MM, Loftus SA, Kuo J-W, DeVore DP, Keates EU. Comparison of the properties of AMVISC® and Healon®. J Cataract Refract Surg 1987; 13:534-536

Lemp MA. The use of sodium hyaluronate (Healon) in the removal of corneal foreign body with a perforating corneal laceration. Cornea 1982; 1:357-358

Lerner HA, Boynton JR. Sodium hyaluronate (Healon®) as an adjunct to lacrimal surgery (letter to the editor). Am J Ophthalmol 1985; 99:365

Levy NS, Boone L. Effect of hyaluronic acid viscosity on IOP elevation after cataract surgery. Glaucoma 1989; 11:82-85

Lewen R, Insler MS. The effect of prophylactic acetazolamide on the intraocular pressure rise associated with Healon-aided intraocular lens surgery. Ann Ophthalmol 1985; 17:315-318

Lewis JM, Ohji M, Tano Y. The use of sodium hyaluronate to view the fundus during vitreous surgery. Retina 1996; 16:447-449

Liesegang TJ, Bourne WM, Ilstrup DM. The use of hydroxypropyl methylcellulose in extracapsular cataract extraction with intraocular lens implantation. Am J Ophthalmol 1986; 102:723-726

Liesegang TJ. Viscoelastic substances in ophthalmology. Surv Ophthalmol 1990; 34:268-293

Limberg MB, McCaa C, Kissling GE, Kaufman HE. Topical application of hyaluronic acid and chondroitin sulfate in the treatment of dry eyes. Am J Ophthalmol 1987; 103:194-197

Lindquist TD, Edenfield M. Cytotoxicity of viscoelastics on cultured corneal epithelial cells measured by plasminogen activator release. J Refract Corneal Surg 1994; 10:95-102

MacRae SM, Edelhauser HF, Hyndiuk RA, Burd EM, Schultz RO. The effects of sodium hyaluronate, chondroitin sulfate, and methylcellulose on the corneal endothelium and intraocular pressure. Am J Ophthalmol 1983; 95:332-341

Madsen K, Stenevi U, Aplle DJ, Härfstrand A. Histochemical and receptor binding studies of hyaluronic acid and hyaluronic acid binding sites on corneal endothelium. Ophthalmic Practice 1989a; 7:92-97

Madsen K, Schenholm M, Jahnke G, Tengblad A. Hyaluronate binding to intact corneas and cultured endothelial cells. Invest Ophthalmol Vis Sci 1989b; 30:2132-2137

Maguen E, Nesburn AB, Macy JI. Combined use of sodium hyaluronate and tissue adhesive in penetrating keratoplasty of corneal perforations. Ophthalmic Surg 1984; 15:55-57

Mandelcorn M. Viscoelastic dissection for relocation of off-axis intraocular lens implant: a new technique. Can J Ophthalmol 1995; 30:34-35

McAuliffe KM. Sodium hyaluronate in the treatment of Descemet's membrane detachment. J Ocul Ther Surg 1982; 1:58-59

McDermott ML, Edelhauser HF. Drug binding of ophthalmic viscoelastic agents. Arch Ophthalmol 1989; 107:261-263

McDermott ML, Hazlett LD, Barrett RP, Lambert RJ. Viscoelastic adherence to corneal endothelium following phacoemulsification. J Cataract Refract Surg 1998; 24:678-683

McKnight SJ, Giangiacomo J, Adelstein E. Inflammatory response to viscoelastic materials. Ophthalmic Surg 1987; 18:804-806

McLeod D. James CR. Viscodelaminiation at the vitreoretinal juncture in severe diabetic eye disease. Br J Ophthalmol 1988; 72:413-419

Meaney DF. Mechanical properties of implantable biomaterials. Clinics in podiatric medicine and surgery 1995; 12:363-384

Medizinproduktegesetz vom 2. August 1994

Menezo JL, Taboada JF, Ferrer E. Complications of intraocular lenses in children. Trans Ophthalmol Soc UK 1985; 104:546-552

Menghep LS, Pandher KS, Bron AJ, Davey CC. Effect of sodium hyaluronate (0.1%) on break-up time (NIBUT) in patients with dry eyes. Br J Ophthalmol 1986; 70:442-447

Meyer DR, McCulley JP. Different prospects of risk management from in vitro toxicology and its relevance to the evolution of viscoelastic formulations. Rosen ES (ed): Viscoealstic Materials: Basic Science and Clinical Applications. New York, Pergamon Press, 1989, S. 45-90

Meyer K, Palmer JW. The polysaccharide of the vitreous humor. J Biol Chem 1934; 107:629-634

Meyer K. Chemical structure of hyaluronic acid. Fed Proc 1958; 17:1075-1077

Miller D, O'Connor P, Williams J. Use of Na-hyaluronate during intraocular lens implantation in rabbits. Ophthalmic Surg 1977; 8:58-61

Miller D, Stegmann R. Use of Na-hyaluronate in corneal transplantation. J Ocular Ther and Surg 1981; 1:28

Miller DM, Stegmann R (eds). Treatment of Anterior Segment Ocular Trauma. Montreal, Medicopea, 1982

Miller D, Stegmann R. Healon (Sodium Hyaluronate): A Guide to Its Use in Ophthalmic Surgery. New York, John Wiley & Sons, 1983
Miller D. Comparison of Healon and Viscoat. Rosen ES (ed): Viscoelastic Materials: Basic Science and Clinical Applications. New York, Pergamon Press, 1989, S. 3–22
Mills KB. Trabeculectomy: A retrospective long-term follow up of 444 cases. Br J Ophthalmol 1981; 65:790–795
Miyauchi S, Iwata S. Biochemical studies on the use of sodium hyaluronate in the anterior eye segment. IV. The protective efficacy on the corneal endothelium. Curr Eye Res 1984; 3:1063–1067
Miyauchi S, Iwata S. Evaluations on the usefulness of viscous agents in anterior segment surgery. I. The ability to maintain the deepness of the anterior chamber. J Ocular Pharm 1986; 2:267–274
Miyauchi S, Iwata S. Biochemical studies on the use of sodium hyaluronate in the anterior eye segment. II. The molecular behavior of sodium hyaluronate injected into anterior chamber of rabbits. Curr Eye Res 1987; 3:611–617
Monson MC, Tamura M, Momalis N, Olson RJ. Protective effects of Healon and Occucoat against air bubble endothelial damage during ultrasonic agitation of the anterior chamber. J Cataract Refract Surg 1991; 17:613–616
Mori S. Experimental study on the substitute of the vitreous body. Part 4: Clinical use of some substitutes of the vitreous body. Acta Soc Ophthalmol Jap 1967; 71:22–26
Mortimer C, Sutton H, Henderson C. Efficacy of polyacrylamide vs. sodium hyaluronate in cataract surgery. Can J Ophthalmol 1991; 26:144–147
Müller-Jensen K. Polyacrylamid as an alloplastic vitreous implant. Greafe's Arch Clin Ophthalmol 1974; 189:147–158
Næser K, Thim K, Hansen TE, Degn T, Madsen S, Skov J. Intraocular pressure in the first days after implantation of posterior chamber lenses with the use of sodium hyaluronate (Healon®). Acta Ophthalmol (Copenh) 1986; 64:330–337
Nelson JD, Farris RL. Sodium hyaluronate and polyvinyl alcohol artificial tear preparations: A comparison in patients with keratoconjuncitvitis sicca. Arch Ophthalmol 1988; 106:484–487
Neuhann Th. Capsulorhexis. In: Steinert R. (ed): Cataract Surgery: technique, complications & management. Philadelphia, London, Toronto, W.B. Saunders 1995; S. 134–142
Nevyas AS, Raber IM, Eagle RC Jr, Wallace IB, Nevyas HJ. Acute band keratopathy following intracameral Viscoat. Arch Ophthalmol 1987; 105:958–964
Nguyen LK, Yee RW, Sigler SC, Ye H-S. Use of in vitro models of bovine corneal endothelial cells to determine the relative toxicity of viscoelastic agents. J Cataract Refract Surg 1992; 18:7–13
Nimrod A, Ezra E, Ezov N, Nachum G, Parisada B. Absorption, distribution, metabolism, and excretion of bacteria-derived hyaluronic acid in rats and rabbits. J Ocular Pharmacol 1992; 8:161–172
Norn MS. Peroperative protection of cornea and conjunctiva. Acta Ophthalmol (Copenh) 1981; 59:587–594
Nuyts RM, Edelhauser HF, Pels E, Breebaart AC. Toxic effects of detergents on the corneal endothelium. Arch Ophthalmol 1990; 108:1158–1162
Özmen A, Guthoff R, Winter R, Draeger J. Vergleichende Untersuchungen zum Einsatz von viskoelastischen Substanzen in der Kataraktchirurgie. Klin Monatsbl Augenheilkd 1992; 200:171–174
Øhrstrøm A, Mortensen J, Sønne H, Winkler A, Relesjø A, Kristoffersen M. A comparison between Amvisc and Healon. Acta Ophthalmol (Copenh) 1993; 71:567–568
Olivius E, Thornburn W. Intraocular pressure after cataract surgery with Healon. J Am Intraocul Implant Soc 1985; 11:480–482
Oosterhuis JA, van Haeringen NJ, Jeltes IG, Glasius E. Polygeline as a vitreous substitute. I. observations in rabbits. Arch Ophthalmol 1966; 76:258–265
Osher Robert H, Cionni RJ, Cohen JS. Re-forming the flat anterior chamber with Healon®. J Cataract Refract Surg 1996; 22:411–415
Packer AJ, Folk JC, Weingeist TA, Goldsmith JC. Procoagulant effects of intraocular sodium hyaluronate. Am J Ophthalmol 1985;479–480
Pandolfi M, Hedner U. The effect of sodium hyaluronate and sodium chondroitin sulfate on the coagulation system in vitro. Ophthalmology 1984; 91:864–866
Pape LG. Intracapsular and extracapsular technique of lens implantation with Healon®. J Am Intraocul Implant Soc 1980a; 6:342–343
Pape LG, Balazs EA. The uses of sodium hyaluronate (Healon®) in human anterior segment surgery. Ophthalmology 1980b; 87:699–705

Passo MS, Ernst JT, Goldstick TK. Hyaluronate increases intraocular pressure when used in cataract extraction. Br J Ophthalmol 1985; 69:572–575

Pedersen O. Comparison of the protective effects of methylcellulose and sodium hyaluronate on corneal swelling following phacoemulsification of senile cataracts. J Cataract Refract Surg 1990; 16:594–596

Percival SPB. Complications from use of sodium hyaluronate (Healonid) in anterior segment surgery. Br J Ophthalmol 1982; 66:714–716

Pfeiffer N. Rückblick zur Glaukomforschung. Klin Montasbl Augenheilkd 1993; 203:1–9

Polack FM, Demong T, Santaella H. Sodium hyaluronate (Healon®) in keratoplasty and IOL implantation. Ophthalmology 1981; 88:425–431

Polack FM. Penetrating keratoplasty using MK-stored corneas and Na-hyaluronate (Healon®). Cornea 1982; 1:105–113

Polack FM, McNiece MT. Treatment of dry eyes with Na hyaluronate (Healon®): a preliminary report. Cornea 1982; 1:133–136

Polack FM. Healon (Na hyaluronate): A review of the literature. Cornea 1986; 5:81–93

Poole TA, Sudarsky RD. Suprachoroidal implantation for the treatment of retinal detachment. Ophthalmology 1986; 93:1408–1412

Poyer JF, Chan KY, Arshinoff SA. New method to measure the retention of viscoelastic agents on a rabbit corneal endothelial cell line after irrigation and aspiration. J Cataract Refract Surg 1998; 24:84–90

Poyer JF, Chan KY, Arshinoff SA. A quantitative method for the determination of viscoelastic cohesion. J Cataract Refract Surg 1998; im Druck

Prehm P. Hyaluronate is synthesized at plasma membranes. Biochem J 1984; 220:597–600

Probst LE, Nichols BD. Corneal endothelial and intraocular pressure changes after phacoemulsification with Amvisc Plus and Viscoat. J Cataract Refract Surg 1993; 19:725–730

Probst LE, Hakim OJ, Nichols BD. Phacoemulsification with aspirated or retained Viscoat®. J Cataract Refract Surg 1994; 20:145–149

Pruett RC, Calabria GA, Schepens CL. Collagen vitreous substitute. I. Experimental Study. Arch Ophthalmol 1972; 88:540–543

Rafuse PE, Nichols BD. Effects of Healon® vs. Viscoat® on endothelial cell count and morphology after phacoemulsification and posterior chamber lens implantation. Can J Ophthalmol 1992; 27:125–129

Raitta C, Setälä K. Trabeculectomy with the use of sodium hyaluronate: a prospective study. Acta Ophthalmol (Copenh) 1986; 64:407–413

Raitta C, Lehto I, Puska P, Vesti E, Harju M. A randomized, prospective study on the use of sodium hyaluronate (Healon®) in trabeculectomy. Ophthalmic Surg 1994; 25:536–539

Rashid ER, Waring GO III. Use of Healon® in anterior segment trauma. Ophthalmic Surg 1982; 13:201–203

Ravalico G, Tognetto, Baccara F, Lovisato A. Corneal endothelial protection by different viscoelastics during phacoemulsification. J Cataract Refract Surg 1997; 23:433–439

Raymond L, Jacobson B. Isolation and inhibitory cell growth factors in bovine vitrous. Exp Eye Res 1982; 34:267–286

Reed DB, Mannis MJ, Hills JF, Johnson CA. Corneal epithelial healing after penetrating keratoplasty using topical Healon® versus balanced salt solution. Opthalmic Surg 1987; 18:525–528

Reim M, Saric D. Treatment of chemical burns of the anterior segment with macromolecular sodium hyaluronate (Healon). Rosen ES (ed): Viscoelastic Materials: Basic Science and Clinical Applications. New York, Pergamon Press, 1989, S. 203–215

Roberts B, Pfeiffer RL Jr. Experimental evaluation of a synthetic viscoelastic material on intraocular pressure and corneal endothelium. J Cataract Refract Surg 1989; 15:321–326

Rodriquez F. Principles of polymer systems. New York: Hemisphere Publishing Corporation, 1982:326

Röver J. Phakoemulsifikation des abgesunkenen Linsenkernes im Glaskörperraum. Klin Monatsbl Augenheilkd 1995; 206:456–459

Roper-Hall MJ. Visco elastic materials in the surgery of ocular trauma. Trans Ophthalmol Soc UK 1983; 103:274–276

Rosen ES, Gregory RPF, Barnett F. Is 2% hydroxypropylmethylcellulose a safe solution for intraoperative clinical applications? J Cataract Refract Surg 1986; 12:679–684

Rosen ES, Gregory RPF. Some observations on hydroxypropyl methylcellulose. Rosen ES (ed): Viscoelastic Materials: Basic Science and Clinical Applications. New York, Pergamon Press, 1989, S. 31–37

Roy M, Chen JC, Miller M, Boyaner D, Kasner O, Edelstein E. Epidemic bacillus endophthalmitis after cataract surgery – acute presentation and outcome. Ophthalmology 1997; 104:1768–1772

Sand BB, Marner K, Norn MS. Sodium hyaluronate in the treatment of keratoconjunctivitis sicca. Acta Ophthal 1989; 67:181–183

Savage JA, Thomas JV, Belcher CD III, Simmons RJ. Extracapsular cataract extraction and posterior chamber intraocular lens implantation in glaucomatous eyes. Ophthalmology 1985; 92:1506–1516

Scheie HG. Filtration operations for glaucoma: A comparative study. Am J Ophthalmol 1962: 53:571–590

Schmidl B, Mester U, Anterist A. Intraindividueller Vergleich zweier Viskoelastika unterschiedlicher Viskosität und Molekulgröße (Healon GV, Provisc) bezüglich des Hornhautendothelschutzes bei Phakoemulsifikation an Risikoaugen mit cornea guttata. Ophthalmologe 1998; 95(Suppl):48

Schubert H, Denlinger JL, Balazs EA. Exogenous Na-hyaluronate in the anterior chamber of the owl monkey and its effect on intraocular pressure. Exp Eye Res 1984; 39:137–152

Schwenn O, Müller H, Pfeiffer N, Grehn F. Effects of postfiltration ocular hypotony on visual acuity. Invest Ophthalmol Vis Sci 1997; 38/4:1066

Schwenn O, Pfeiffer N. Keratoplastik und Glaukom. Sitzungsbericht der 159. Versammlung des Vereins Rheinisch-Westfälischer Augenärzte 1997; 77–81

Scott J. The use of visco elastic materials in the posterior segment. Trans Ophthalmol Soc UK 1983; 103:208–283

Scuderi G. Ricerche sperimentali sul trapianto del vitreo. Tentativi di sostituzione parziale con vitreo omologo con liquor eterologo, con soluzioni di polivinil pirrolidone. Ann Ophthal 1954; 80:213

Searl SS, Metz HS, Lindahl KJ. The use of sodium hyaluronate on a biologic sleeve in strabismus surgery. Ann Ophthalmol 1987; 19:259–262

Severin M, Hartmann C. Die Anwendung von Natriumhyaluronat 1% (Healon®) bei der perforierenden Keratoplastik. In: Meyer-Schwickerath G (Hrsg). Viskochirurgie des Auges. Stuttgart, Enke, 1984

Sharp J. What do we mean by „sterility"? J Pharm Sci Technol 1995; 49:90–92

Sharpe ED, Simmons RJ. A prospective comparison of Amvisc$^{TM}$ and Healon® in cataract surgery. J Cataract Refract Surg 1986; 12:47–49

Shaw M. Interpretation of osmotic pressure in solutions of one and two nondiffusable components. Biophys J 1976; 16:43–57

Sholiton DB, Solomon OD. Surgical management of black ball hyphema with sodium hyaluronate. Ophthalmic Surg 1981; 12:820–822

Siegel MJ, Spiro HJ, Miller JA, Siegel LI. Secondary glaucoma and uveitis associated with Orcolon (letter). Arch Ophthalmol 1991; 109:1496–1497

Silver FH, Brizzi J, Pins G, Wang M-C, Benedetto D. Physical properties of hyaluronic acid and hydroxypropylmethylcellulose in solution: evaluation of coating ability. J Appl Biomat 1994; 5:89–98

Smith KD, Burt WL. Fluorescent viscoelastic enhancement. J Cataract Refract Surg 1992; 18:572–576

Smith SG, Lindstrom RL, Miller RA, Hazel S, Skelnik D, Williams P, Mindrup E. Safety and efficacy of 2% methylcellulose in cat and monkey cataract-implant surgery. J Am Intraocular Implant Soc 1984; 10:160–163

Smith SG, Lindstrom RL. 2% hydroxypropyl methylcellulose as a viscous surgical adjunct – a multicenter prospective randomized trial. J Cataract Refract Surg 1991; 17:839–842

Soll DB, Harrison SE, Arturi FC, Clinch T. Evaluation and protection of corneal endothelium. J Am Intraocul Implant Soc 1980; 6:239–242

Soll DB, Harrison SE. The use of chondroitin sulfate in protection of the corneal endothelium. Ophthalmology 1981; 88(Suppl.):51

Speicher L, Göttinger W. Optische Eigenschaften viskoelastischer Substanzen. Spektrum Augenheilkd 1998; 12:68–69

Stamper RL, DiLoreto D, Schacknow P. Effect of intraocular aspiration of sodium hyaluronate on postoperative intraocular pressure. Ophthalmic Surg 1990; 21:486–491

Steele ADM. Viscoelastic materials in keratoplasty. Trans Ophthalmol Soc UK 1983; 103: 268–269

Steele EA. Hydroxypropyl methylcellulose used as a viscoelastic fluid in ocular surgery, in Rosen ES (ed): Viscoelastic Materials: Basic Science and Clinical Applications. New York, Pergamon Press, 1989, S. 161–163

Stegmann R, Miller D. Protective function of sodium hyaluronate in corneal transplantation. J Ocular Ther Surg 1981; 1:28-31

Stegmann R, Miller D. Extracapsular cataract extraction with sodium hyaluronate. Ann Ophthalmol 1982; 14:813-815

Stegmann R, Miller D. Use of sodium hyaluronate in severe penetrating ocular trauma. Ann Ophthalmol 1986; 18:9-13

Stenevi U, Gwin T, Hàrfstrand A, Apple D. Demonstration of hyaluronic acid binding to corneal endothelial cells in human eye-bank eyes. Eur J Implant Refract Surg 1993; 5:228-232

Stenkula S, Ivert L, Gislason I, Tornquist R, Weijdegard L. The use of sodiumhyaluronate (Healon®) in the treatment of retinal detachment. Ophthalmic Surg 1981; 12:435-437

Stenkula S. Sodium hyaluronate as a vitreous substitute and intravitreal surgical tool. Rosen ES (ed): Viscoelastic Materials: Basis Science and Clinical Applications. New York, Pergamon Press, 1989, S. 157-160

Stenzel KH, Dunn MW, Rubin AL. Collagen gels; design for vitreous replacement. Science 1969; 164:1282

Steuhl KP, Weidle EG, Rohrbach JM. Zur operativen Behandlung der hyperplastisch persistierenden Pupillarmembran. Klin Monatsbl Augenheilkd 1992; 201:38-41

Strobel J. Comparison of space-maintaining capabilities of Healon and Healon GV during phacoemulsification. J Cataract Refract Surg 1997; 23:1081-1084

Swartz M, Anderson DR. Use of Healon in posterior segment surgery. J Ocul Ther Surg 1984; 3:26-28

Tan AK, Humphry RC. The fixed dilated pupil after cataract surgery – is it related to intraocular use of hypromellose? Br J Ophthalmol 1993; 77:639-641

Thomsen M, Simonsen AH, Andreassen TT. Comparison of sodium hyaluronate and methylcellulose in extracapsular cataract extraction. Acta Ophthalmol (Copenh) 1987; 65:400-405

Toczolowski JR. The use of sodium hyaluronate (Hyalcon) for the removal of severely subluxated lenses. Ophthalmic Surg 1987; 18:214-216

Tofukuji S. Biochemical effects of viscoelastic materials on the glycosaminoglycans in the organ-cultured rabbit trabecular meshwork. Ophthalmologica 1994; 208:1-4

Ullmann S, Lichtenstein SB, Heerlein K. Corneal opacities secondary to Viscoat®. J Cataract Refract Surg 1986; 12:489-492

Van Brunt J. More to hyaluronic acid than meets the eye. Biotechnology 1986; 4:780-782

Vatne HO, Syrdalen P. The use of sodium hyaluronate (Healon®) in the treatment of complicated cases of retinal detachment. Acta Ophthalmol 1986; 64:169-172

Verstraeten TC, Wilcox DK, Friberg TR, Reel C. Effects of silicone oil and hyaluronic acid on cultured human retinal pigment epthelium. Invest Ophthalmol Vis Sci 1990; 31:1761-1766

Völker-Dieben HJ, Regensburg H, Kruit PJ. A double-blind, randomized study of Healon® GV compared with Healon in penetrating keratoplasty. Cornea 1994; 13:414-417

Vörösmarthy D. Okulopressor, ein Instrument zur Erzeugung intraokularer Hypotonie. Klin Monatsbl Augenheilkd 1967; 151:376-382

Wand M. Viscoelastic agent and the prevention of post-filtration flat anterior chamber. Ophthal Surg 1988; 19:523-524

Watson PG. Trabeculectomy, a modified ab externo technique. Ann Ophthalmol 1970; 2:199-205

Watson PG, Barnett F. Effectiveness of trabeculectomy in glaucoma. Am J Ophthalmol 1975; 79:831-845

Wedrich A, Menapace R. Intraocular pressure following small-incision cataract surgery and polyHEMA posterior chamber lens implantation. A comparison between acetylcholine and carbachol. J Cataract Refract Surg 1992; 18:500-505

Wenzel M, Rochels R. Zum derzeitigen Stand der Katarakt- und refraktiven Hornhautchirurgie – Ergebnisse der Umfrage der DGII 1994. In: 9. Kongreß der Deutschsprachigen Gesellschaft für Intraokularlinsen-Implantation und refraktive Chirurgie; (Hrsg: Rochels R, Duncker G, Hartmann Ch). Berlin, Heidelberg, New York, Springer, 1996; S. 3-8

Wenzel M, Ohrloff C, Duncker G. Zum derzeitigen Stand der Katarakt- und refraktiven Hornhautchirurgie – Ergebnisse der Umfrage der DGII 1994. In: 11. Kongreß der Deutschsprachigen Gesellschaft für Intraokularlinsen-Implantation und refraktive Chirurgie; (Hrsg: Ohrloff C, Kohnen T, Duncker G). Berlin, Heidelberg, New York, Springer, 1998; S. 15-20

Weidle EG, Lisch W, Thiel H-J. Management of the opacified posterior lens capsule: an excision technique for membranous changes. Ophthalmic Surg 1986; 17:635-640

Wesendahl TA, Auffarth GU, Sakabe I, Apple DJ. Entfernung viskoelastischer Substanzen nach Linsenimplantation: Eine experimentelle Studie an menschlichen Autopsieaugen. In: Pham DT, Wollensak J, Rochels R, Hartmann Ch. (Hrsg). 8. Kongreß der Deutschsprachigen Gesellschaft für Intraokularlinsen Implantation. Berlin Heidelberg New York, Springer, 1994:446–452

Wilson RP, Lloyd J. The place of sodium hyaluronate in glaucoma surgery. Ophthalmic Surg 1986; 17:30–33

Winter R. Indications for Healon® and installation in microsurgery of complicated retinal detachments. Dev Ophthalmol 1987; 14:20–24

Wirt H, Bill A, Draeger J. Neue Aspekte in der operativen Behandlung des Glaukoms. Vergleich viskoelastischer Substanzen in der Kammerwinkelchirurgie. Ophthalmologe 1992; 89:218–222

Zaidi AA. Trabeculectomy: a review and 4-year follow up. Br J Ophthalmol 1980; 64:436–439

# Sachverzeichnis

## A
Abdichtung 83
Abfüllung, aseptische 110, 111
Abrasionstest 68
Absaugtechnik 101, 102, 105
Absaugung 73, 74, 87, 88, 93, 101 ff.
– bimanuelle 83
Absorption 19, 34
Acetazolamid 76, 77
Adhäsion 18, 31, 59, 97
Affinität 18, 32, 65
Anregung 53
Arzneimittel 23, 30, 113, 114
Arzneimittelgesetz 113
Aspiration 19, 46, 64, 94, 101, 102, 104, 107
– Kinetik 103
– Kurve 104
– System 83, 102
– Verhalten 103
– Zeit 102
Augeninnendruck 38, 39, 61, 73–77, 94, 101, 104, 105
– Abfall 1
– Anstieg 9, 26, 61, 73–77, 101, 104
– Verlauf 95
– Prävention 76
– Therapie 76
Autoklavierungsprozeß 30, 36
Avidinperoxidase-Färbemethode 32

## B
Benetzung 63, 79, 90, 91, 93, 99, 115
Benetzungsfähigkeit 10, 18, 23, 38, 46, 63, 64, 66
Benetzungsmittel 79

„Best of both worlds"-Technik 87 ff.
Beta-Blocker 77
Beugungszone 61, 85
Bindungsstelle, spezifische 31, 32, 65, 107, 108
Biofermentation 33, 34
Biokompatibilität 20, 21
Blutung 69, 83, 95, 97, 98
Brechungsindex 19, 20

## C
Carboxymethylcellulose 2
Cellulose 23
Chondroitinsulfat 37
Chromatographie 38
Cornea guttata 55, 65, 71

## D
Deformation 9, 14
Dehydratation, korneale 21, 27
Dermatansulfat 32
Descemetmembran 96
– Ablösung 83
Dextransulfat 83
Disaccharideinheit 37
Dissektion 84
Druck, kolloidosmotischer 21
Dystrophie, Fuchssche 55, 71

## E
Effektivität, raumtaktische 51, 52, 71
Eigenschaften
– chemische 20, 67
– optische 19
Einsatzmöglichkeiten 59 ff., 79 ff.
Elastizität 14, 15, 19, 47, 55, 60, 65
Elastizitätsmodul 43, 44, 54

Elektrolytgehalt 20
Ellis-Fit 45
Emulsifikation 47
Endophthalmitis 27
Endothelzellverlust 64 ff.
Endotoxine 27
Endotoxingehalt 27
Entfernung 47, 76, 83
Entknäulung 16
Entzündungsreaktion 27, 109
Eulenaffenaugentest 28
Exklusion, sterische 25
Exotoxine 36

**F**
Faltpinzette 86, 89, 90
Fermentation 37, 109, 120 ff.
Fibrinogen 25
Fließeigenschaften 10 ff.
Fließverhalten 11
Fließwiderstand 10, 11
Fluorouracil 98
Formkonstanz 14, 15
Frequenz 15
Frequenzabhängigkeit 15, 44
Fuchssche Endotheldystrophie 55, 71

**G**
Geschwindigkeitsgradient 12, 16, 42
Gewebsmanipulationen 62, 63
Gewebsstabilisierung 83, 84
Glaskörper
- Druck 51
- Vorfall 70
Glaukom
- Chirurgie 94 ff.
- Flecken 94
Gleitmittel 18
Glycerinmethacrylat-Gel 2
Glykosaminoglykan 21, 69
Glykosidbindungen 24
Goniotomie 95
Goniosynechiolyse 95
Grenzfläche 19
- Interaktion 107
- Spannung 18

**H**
Hämostase 69

Hahnenkamm 33, 34
Haifischknorpel 37
Halbwertszeit 33
Heparansulfat 32
Heparin 69
Herstellung, aseptische 109 ff.
Hinterabschnittschirurgie 99
Hinterkapselruptur 83
Hornhaut
- Bad 68
- Bandkeratopathie 26
- Dicke 57
- Endothel 64 ff.
- Endothel, kompromittiertes 54
- Ödem 22, 27
- Transplantation 93, 94
- Trübung 21
- Ulzera 100
Hypotonie 61, 97, 98
Hyaluronidase 73
Hyaluronsäure 31
- Bindungsstellen, endotheliale 31, 32, 65, 107, 108
- Produkte 120 ff.
- Implantate 97
Hydroexpression 80
Hydrophilie 23
Hydroxypropylmethylcellulose 35, 36
- Produkte 126 ff.

**I**
Immobilisation 84
Implantationstest 28
Implantationssystem 91
Index, refraktiver 20
Injektionskanüle 27
Injektor 90 ff.
Injektionstechnik 61 ff.
International Standards Organisation 29, 30
Intraokularlinse, faltbare 47, 89 ff.
Irisvorfall 70
Irrigation 47, 82, 83
Isolation, selektive 70

**K**
Kalziumpräzipitation 21
Kanülengröße 41, 42
Kapsellücke 70, 71

# Sachverzeichnis

Kapselruptur 83
Kapselsackfüllung 47
Kapselverletzung 105
Kapsulotomie 47, 84
Kapsulorhexis 47, 51, 70, 80, 81
– bei maturer Katarakt 84
Kartusche 90 ff.
Katarakt, mature 84
Kataraktextraktion, extrakapsuläre 5, 6, 47
Keratansulfat 32
Keratopathie, bandförmige 26
Keratoplastik 93, 94
Kernrotation 79
Kettenlänge 33, 37
Klarheit 9
Kohäsion 19
Kohäsions-Dispersions-Index 19
Kollagen 38, 39
Komplikationen 73 ff., 83 ff.
Kompressionskraft 66
Konformation 17, 25
Kontaktwinkel 18
Kontamination 26, 35
Kristallablagerung 28

**L**
Ladungsdichte 18, 24
Lagerung, Hinweise 41
Lichtabsorption 19
Lichtbrechungen 80
Limulus-Lysat-Test 28
Linsenfragmente 64
Luftbläschen 64, 68, 80, 81

**M**
Matrix, interzelluläre 25
Medizinprodukt 113, 114
Metabolismus 113, 114
Methylcellulose 2
Mikroschere 83, 84
Modulus, komplexer 43
Molekülkette 14, 19, 25, 33
Molekülladung 107
Molekularformel 23 ff.
Molekulargewicht 120 ff.

**N**
Nabelschnur 33
Natriumalginat 2

Neuanordnung, molekulare 10, 11
Newtonsche Flüssigkeit 16, 44
Nullscherrate 16 ff.

**O**
Oberfläche 18
Obstruktion 73, 74, 76
Optikeinriß 90, 92
Osmolalität 22, 23
Osmolarität 22
Oszillationsfrequenz 15

**P**
Parasympathikomimetika 77
Phakoemulsifikation 79 ff.
Phasenwinkel 43, 44
Phosphatkonzentration 26
pH-Wert 21, 55, 57
Pilocarpin 77
Polyacrylamid 38
Polyacrylamid-Gel 2
Polygelin 2
Polymernetzwerke 44
Polypropylen 107
Polysaccharid 17, 24, 31
Polyvinylpyrrolidon 2
Präzipitation 110
Produktionsvorgang 109 ff.
Produktübersicht 119 ff.
Proteoglykane 25, 32
Pseudoendophthalmitis 26, 27
Pseudoplastizität 16 ff., 49, 50
Pupillarblock 60, 61
Pupille, enge 62, 63, 70
Pupillenweite 28
Pyrogene 28

**R**
Radikale, freie 64, 68
Raumtaktik 59
Reaktion, allergische 28
Reformierung 10, 11
Reinigungsstufe 36
Relaxationszeit 51 ff.
Reposition 70, 71, 84
Retention 107, 108
Revisionsoperationen 90
Rezeptur 100
Rheologie 9
Rheometer 12, 43, 44

Rhesusaffe 28
„Rock and roll"-Technik 105, 106
Routine 79 ff.

**S**
Schallwellenfortleitung 64
Scherkräfte 66
Scherrate 13
Schleifversuch 66
Schnittpunkt G'/G'' 54, 55
Sekundärglaukom 26, 38
Shooter 90 ff.
Sicherheitsanforderungen 20
Sickerkissen 95
Sklerektomie, tiefe 95 ff.
„Soft-shell"-Technik 85 ff.
Spül-/Saughandgriff 82, 83
Sterilisation, terminale 109 ff.
Sterilität 109
Streptokokkenkultur 33
Strömungswiderstand 12
Strukturformeln 23 ff.
Synechie 70

**T**
Tamponade 69, 83, 95
Temperatur 12
Timolol 77
Trabekelmaschenwerk 26, 32, 38, 76
Trabekulektomie 94, 95
Trabekulotomie 97
Tränendysfunktion 99, 100
Tränenersatzmittel 99, 100
Traumachirurgie 99
Trepanation 93, 94
Tropfanästhesie 51

**U**
Überfiltration 97, 98
Umfrage 5 ff.
Umschlagpunkt 102, 103
Umströmungsmodell 68
Unfolder 90 ff.
Untersuchungsergebnis 43 ff.

**V**
Vakuum 102, 103

Verätzung 100
Viskodilatation 95, 96
Viskoelastika
– Absaugung 101 ff.
– Anforderungsprofil 45, 47
– Aufbau 23 ff.
– Eigenschaften 9 ff.
– Einsatzmöglichkeiten 59 ff., 79 ff.
– Füllen der Vorderkammer 60 ff.
– hoch-visköse 3, 4, 48, 49
– Injektionstechnik 60 ff.
– niedrig-visköse 3, 4, 48, 49
– Nutzen bei IOL-Implantation 79 ff.
– Nutzen in der Kataraktchirurgie 79 ff.
– Relaxationszeit 51 ff.
– Übersicht 31 ff.
Viskoelastizität 14, 15
Viskoexpression 80
Viskokanalostomie 95 ff.
Viskomydriasis 62, 63
Viskosität 12, 13
– Bestimmung 12, 13
– dynamische 12
– kinematische 12
Viskositätsmodul 54
Vitrektomie 99
Vorderkammer
– stehende 61
– aufgehobene 61, 62
Vorfaltzängchen 89

**W**
Wasserkontaktwinkel 18
Wundheilung 31

**Z**
Zelle
– Organellen 57
– Toxizität 67, 68, 99
Ziehkräfte 66
Zielrefraktion 104
Zonularuptur 71
Zugkräfte 66
Zyklodialyse 95

MIX
Papier aus verantwortungsvollen Quellen
Paper from responsible sources
FSC® C105338

If you have any concerns about our products,
you can contact us on
**ProductSafety@springernature.com**

In case Publisher is established outside the EU,
the EU authorized representative is:
**Springer Nature Customer Service Center GmbH
Europaplatz 3, 69115 Heidelberg, Germany**

Printed by Libri Plureos GmbH
in Hamburg, Germany